方剂配伍分析

主　编　梁启军

副主编　叶　菁　杨光华　丁　舸
　　　　李　芳　刘志勇

编　委　陈爱民　薛汉荣　李存霞
　　　　何立东　刘福水　俞颂华
　　　　李珊珊　李征峰　操儒森
　　　　何水勇　黄长军　廖希希
　　　　周　婷　王金辉　祝慧芳
　　　　楚瑞阁　宋娇龙

中国中医药出版社

·北　京·

图书在版编目（CIP）数据

方剂配伍分析 / 梁启军主编 .—北京：中国中医药出版社，2015.9（2022.6重

ISBN 978-7-5132-2687-5

Ⅰ．①方…　Ⅱ．①梁…　Ⅲ．①方剂学　Ⅳ．① R289

中国版本图书馆 CIP 数据核字（2015）第 162945 号

中国中医药出版社出版
北京经济技术开发区科创十三街 31 号院二区 8 号楼
邮政编码　100176
传真　010-64405721
三河市同力彩印有限公司印刷
各地新华书店经销
*
开本 880×1230　1/32　印张 6.125　字数 131 千字
2015 年 9 月第 1 版　2022 年 6 月第 2 次印刷
书号　ISBN 978-7-5132-2687-5
*
定价　29.00 元
网址　www.cptcm.com

服务热线　010-64405510
购书热线　010-89535836
微信服务号　zgzyycbs
微商城网址　https://kdt.im/LIdUGr
官方微博　http://e.weibo.com/cptcm
天猫旗舰店网址　http://zgzyycbs.tmall.com

贯穿中医药学的思维主线

（代前言）

一、生命的维度与宏观免疫态势

任何生命体只有三个生命维度：一是物质，没有特定的物质群及其恰当的比例组合就没有正常的生物体。二是特定的能量状态，特定的能量状态即温度范围，是生物体进行正常生命运动的必要条件和特征之一。人体的正常温度在37℃左右，无论是过高还是过低，人体的生命运动都无法正常进行；所有已经发现和未发现的物种，无论它怎样特殊，都有自己正常的生命温度范围，超过此范围则无法进行正常的生命活动。三是时空，首先，任何生物体都是生活在特定时空之内的生物体；其次，生物体的各级子系统及各种生命物质不是随意组合的，而是在不同视角层面上有序地排列，从最宏观的整体到最微观的分子和原子，各子系统、各器官和组织、各种生命物质、最基本的遗传密码等都是有序地排布在特定的空间上，并保持相宜的空间占位比例；还有时间，生命是经历一定时间段的一系列理、化运动和生命行为过程，在不同的生命阶段、昼夜、季节、不同环境里，生命体需要进行不同的生命运动和行为，相应地，其物质基础也是随时间变化而变化的，即生物体的生命物质会因时间的不同而有消失、出现、量的改变、位置的改变等变化。非其时而有其物往往意味着病变，如婴儿的肝脏合成甲胎蛋白是正常的，成人若检出甲胎蛋白就表明身体有病了。现代物理学研究表明，时空是高度统一的，所以空间和时间可以合称时空维。因此，任何生命体只有三个生命维度。生物体的物质、能量和时空三维是紧密相连的，能量可以直接摄取，也可以由特定物质释放，而任何物质、能量总是和一定的时空相关联，三者合则为一，分则为三。

人体就是这样一个与所处环境不断进行物质、能量交换的自我调节的高级三维生物系统；通过内部自稳调节、与环境相适应调节及规避外界各种致损因子而维持各种生命运动的正常进行，即健康状态。中医将这种健康状态描述为“阴平阳秘，精神乃治”。一旦外邪（外界各种致病因子）侵入、内邪滋生（代谢废物的积聚）、功能衰退（虚）或调节异常（脏腑、气血、神志功能异常），机体不能及时通过自我调节恢复正常，则进入疾病状态。从宏观角度看，进入疾病状态的人体则形成正气与邪气一对矛盾：有利于机体向愈的生命物质与功能调节统称正气，各种致病因子及其损伤统称邪气，正气总是致力于驱邪离体以自愈疾病。人体正气驱邪以使机体自愈的免疫机制历经亿万年进化，形成了特定的宏观免疫态势（或称规律），人体正气驱邪外出的路径选择或者最小化邪气的损害有以下六个基本态势：一是从哪里来就从哪里去，因为进处即是易出处，致病原刚侵入人体，正气就会奋起反击，力争驱其从来处出去。如进食毒物，机体就通过呕吐吐出毒物；上呼吸道感染后，机体会试图通过喷嚏、咳嗽或吐痰以驱邪外出。二是从最近或最便利的人体大型外通腔道驱邪外出，如通过呼吸道、消化道、口腔、肛门、尿道等驱出。比如五脏病变所致的五咳，肝气犯胃的呕酸，湿热下注所致的痔疮，心火下移小肠的尿频、尿赤、尿痛等，都是正气驱邪从最近或最便利的腔道外出的表现。三是通过到达体表最近的路径驱邪，如骨结核就近形成开放瘘管。四是通过微观路径驱邪，如脏腑病变通过经络缓慢驱邪。并不是所有的疾病都适宜做“驱出”型自体免疫的，或者说不是所有疾病的“驱邪”自体免疫态势都能形成，所以人体正邪斗争还会有另外两种主要结局：一是就地限制包裹，如患腹腔深部脓肿，机体将调动一切因素将其就地限制，以阻止病灶进一步扩散。二是病邪被驱入并滞留于没有明显外通出口的空腔脏器或关节腔一类的人体第三腔隙，如感冒内传所引起的病毒性心肌炎，结核性胸膜炎引起的胸腔积液，外感风寒湿邪引起的关节炎，痛风的尿酸积聚于小关节而引起关节痛等。以上正邪斗争的六种主要态势是人体在进化中形成的宏观自体免疫规律，是正气驱邪外出或减少致病原对人体损伤的宏观态势。如果正气战胜邪气，人体就会通过自体免疫自愈疾病，反之，疾病的发展呈正邪僵持状态或邪胜正衰，人体则会走向死亡。

二、中医诊断和治疗原则

中医诊断疾病的目的，一是辨病，首先包括病位的界定，哪里生病都不知道，怎么能称得上是辨病呢？二是辨证，包括：病位——病变的脏腑、组织所在；病性——疾病的寒热之性；病势——正气和邪气的各自强弱，即虚实；邪出路径——正气欲驱邪而出的路径或正气驱邪而出的适宜路径。八纲辨证则以表里、寒热、虚实、阴阳统括之。从生命维度看，即判断生命的物质维（以正气虚实和邪气盛衰为表现）、能量维（以寒热，即体温和热性为表现）、空间维（以病位为表现）三个维度的偏差。中医治疗的基本思维就是顺应人体宏观免疫规律这一正气驱邪离体的宏观态势进行扶正祛邪以治疗疾病。具体体现在以下几个方面：

1. 实者虚之，虚者实之——纠正物质维偏差；寒者热之，热者寒之——纠正能量维偏差；促使异常的脏腑、组织位置或结构比例回纳正常，或根据病变部位，有选择地选用针对性较强的药物——纠正空间维偏差或空间维应用，这就是三维纠偏。

2. 判断人体正气欲祛除邪气离体的路径，或者选择较适宜的驱邪外出路径，以便更好地扶正祛邪，这就是因势利导。

3. 判断正虚的气、血、阴阳、津液、精的具体所在，以便更好地扶正，判断邪气的风、寒、暑、湿、燥、火、痰、饮、水、瘀、毒等的亚类所在，以便更好地祛邪，这就是扶正祛邪。

总括之，中医的治疗原则是三维纠偏、因势利导、扶正祛邪。清代将中医的常用治法总结为八法：汗、吐、下、温、清、

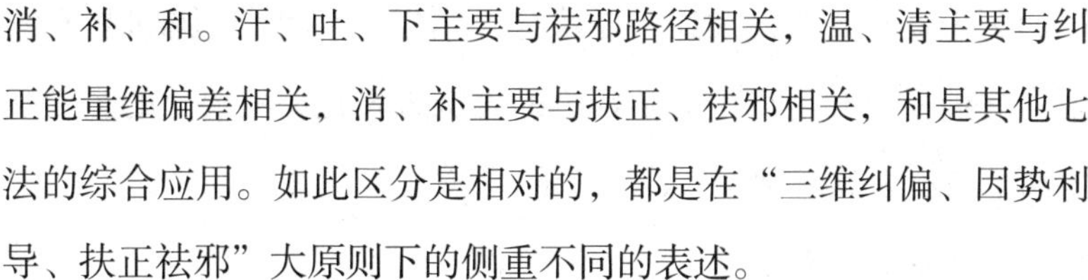

消、补、和。汗、吐、下主要与祛邪路径相关，温、清主要与纠正能量维偏差相关，消、补主要与扶正、祛邪相关，和是其他七法的综合应用。如此区分是相对的，都是在“三维纠偏、因势利导、扶正祛邪”大原则下的侧重不同的表述。

三、中药与中药复方

（一）中药维度

中药是中医治病的主要手段之一，中药复方又是其主要形式。传统中药学没有、也不可能表述中药的微观化学成分，一方面是因为中医学的独特理论思维体系，中药学及方剂学是在中医理论的指导下形成和发展的；另一方面，传统中药学从发生、发展到最终理论体系的完成，其时代还不是微观时代，历史还没有发展到分子或原子层面的微观化学时代。在中医学理论指导之下的中药学的产生、形成并发展于人体活体的直接试验，既有患者的直接临床试验，也有历代医生的自体体验，“神农尝百草，一日而遇七十毒”，就是这种自体体验的形象记录。中医医林先贤虽然没有办法分析和描述中药的微观物质成分，但其微观物质成分在宏观效用上同样有所体现，传统中药学就是通过描述中药作用于人体之后的、宏观的、可探知的或可感知的（通过望、闻、问、切）反应来界定中药质的不同和效用的不同。所以，传统中药学不仅是关于中药本身物质成分的科学，更是关于中药通过物理方式和化学方式作用于人体之后，人体宏观变化和主观感觉及其变化的科学，描述的是中药作用于人体的相应组织、器官、系统的药理变化态势；描述的是药与人体相互作用的动态过程和结果。这种描述和传统中医学理论的思维方式是相互映射的。传统中药学具有三维一势：

1. 药性——能量维

中药作用于人体是一个物理和化学变化的过程，这个过程可能是促进产热的，也可能是抑制产热或耗热的，传统中药学用药性——温、热、寒、凉（平）来描述这一热量变化过程。若是促进产热过程，则根据产热的质和量粗略地分为温和热两个梯度；若是抑制产热或耗热过程，则根据其程度，粗略地分为凉、寒两个梯度；如果作用过程的热量变化不明显就称为平。其梯度可进一步细分，如微温、大热、大寒等，仍是同一思维。药性描述了中药作用于人体之后的人体热量（能量）变化态势。

2. 五味——物质（成分）维

人类（包括人类进化前体——动物）在长期进化过程中形成了一整套的依靠嗅气味、尝味道的嗅觉和味觉系统，以界定面临的环境和将要摄取的食物是否对机体有利的生物化学机制，气味和味道是和一定的物质成分（或化学成分群）相对应的，不同食物和药物是不同的化学成分群的组合，当它们作用于人体嗅觉和味觉器官时，就会产生不同的气味和味道。五味就是对中药的微观物质成分的一个宏观归类，并对其作用人体之后的以功能为主的生理、病理变化的总运动态势进行了归类性描述。

辛：能散、能行，有发散、行气、行血等作用；甘：能补、能缓、能和，有补益、缓急止痛、调和药性、和中的作用；酸：

能收、能涩，即有收敛固泄的作用；涩：能收敛固涩，与酸味作用相似；苦：能泄、能燥，即能泄热和燥湿；咸：能软、能下，有软坚散结和泻下的作用；淡：能渗、能利，有渗湿利水的作用。这些味道的功用内容都是表述其作用于人体后的宏观理化运动态势。

3. 归经（特定组织、器官，即空间选择性作用理论）——空间维

药物进入人体后，一般不是平均分布于人体各组织系统，而是有选择地、相对集中地作用于一个或多个组织系统或器官，呈一种选择性作用态势。而人体的组织、器官在相对位置是一个严格排列有序的空间结构，有选择地作用于组织器官就有选择地作用于一定的空间结构。传统中药的归经理论与当今的受体理论有相似之处，只是二者描述的层面不同，一个是宏观立体视角，一个是微观单向视角。

4. 升、降、沉、浮（四气）——代谢运动的宏观态势

人体是一个相对开放的物质和能量进出代谢的系统，代谢的总趋势从空间上看只有四个方面：向上（升）、向下（降）、向外（浮）、向内（沉）。药物作用于人体后，对人体代谢趋势的影响也就是对这四个方向的促进或抑制。升降沉浮理论界定了中药作用于人体之后促进人体代谢运动的总趋势。

中药的四性、五味、归经和四气之间是相互联系的，如温、辛、归脾肺、主浮在某一味中药上同存的概率偏大，寒、苦、归心肝、主沉在某一中药上同存的概率偏大。中药学的主要内容是

中药的功效，每味中药的功效都是对上述中药四维作用的具体化，理解了中药四维内涵，对其功效的理解就很容易了。这样一来，中药学的表述内容——五味（物质维）、四性（能量维）、归经（空间维）、四气（宏观运动方向态势）就和人体的病理生理维度（物质、能量、空间三维及脏腑的运动态势和正邪斗争的趋向态势）形成了对应关系，为中药从不同维度纠正人体异常，并从总体上应用三维纠偏、因势利导、扶正祛邪的治疗原则进行治疗提供了可靠依据。

（二）复方配伍原则

人体是一个复杂的多路径调控体系，其生理参量在物质、能量、时空三维之内；病理改变也表现为物质、能量、时空三维异常，往往是症候群。在这种情况下，单味中药往往难以达到理想的治疗效果，需多药并用，以达到纠正人体物质、能量、时空的三维异常。另外，针对邪气，顺应人体进化过程中形成的宏观免疫态势扶正驱邪而出就是最好的可仿效的治疗思维。张仲景正是认识到了这一切，才创立了因势利导、扶正祛邪的治疗大原则，并把这一治疗原则用在复方配伍上，所以“三维纠偏、因势利导、扶正祛邪”就是中药复方的配伍大原则。通常所说的“君、臣、佐、使”在现存的医学典籍中首见于《素问·至真要大论》：“君一臣二，奇之制也；君二臣四，偶之制也；君二臣三，奇之制也；君二臣六，偶之制也。故曰：近者奇之，远者偶之；汗者不以奇，下者不以偶；补上治上制以缓，补下治下制以急。”其实这只是对复方中，药与药之间主次地位的一种形象说明，并不是说这就是复方的组方原则，而且《内经》中并无真正意义上的复方，真正的复方始于张仲景的《伤寒杂病论》，张仲景在其中也只字未提“君、臣、佐、使”，把君、臣、佐、使作为配伍原则进行复方分析始于宋代的成无己。生于乱世的成无己虽然医道造诣颇高，但他毕竟不是张仲景本人，没有完全领会张仲景的诊断、治疗和组方思想是可能的，在过于忠实《内经》的前提下，试图用唯一出现于《内经》中的有关复方论述的术语去论述原本复杂的复方配伍原则也是正常的。再看“君、臣、佐、使”配伍原则的现在适用情况：“在现行《方剂学》教材选定的208首方剂中，有50.48%方剂的配伍没有遵循君、臣、佐、使这一原则。”所谓原则，是揭示表述对象某种普遍规律的论断，《方剂学》选定的方剂可以说都是疗效确定的经典名方，“50.48%方剂的配伍没有遵循君、臣、佐、使这一原则”，这一现象不是表明君、臣、佐、使的配伍原则没有用好，而是恰恰证明“君、臣、佐、使”根本就不是中药复方普遍使用的配伍原则。“君、臣、佐、使”原则无论是用于分析经方、教学，还是用于指导研究，都很难把握，因为它原本就没有真正全面地揭示复方的配伍原则。“三维纠偏、因势利导、扶正祛邪”的配伍原则既是对张仲景临床思想的忠实，又是对张仲景临床组方思想的现代化升华，是普适的。三维纠偏就是纠正物质维、能量维、时空维的偏差，因势利导就是顺应正气驱邪外出的宏观免疫态势，扶正祛邪就是扶助正气、驱除邪气。现以这个原则来分析配伍原则不典型的小柴胡汤：小柴胡汤治的是寒热往来的少阳证，柴胡、黄芩为寒，大枣、人参、半夏为温，寒热共用，同纠能量维偏差。柴胡入少阳，一是引药入经，二是升清阳解表，祛邪外出、上出，生姜解表散寒，使邪从表散，黄芩、半夏燥湿并消痞，半夏、黄芩、生姜、柴胡组成祛邪组；人参、炙甘草、大枣补气补阴，人参、炙甘草、大枣组成扶正组，以助柴胡、生姜、半夏、黄芩祛邪（物质维）。另外，柴胡、生姜还具有开通邪出之路的作用，使邪从表出。这样，三维纠偏、因势利导、扶正祛邪组方原则的思路就基本出来了。至于其他复方，这种思路就更明显了。然而，不是每个复方都包含这个组方原则的全部内容，纠偏可能只体现某一维或某两维，扶正和祛邪可能都体现，也可能只体现其中之一，但不管怎样都在这个大范围之内。三维纠偏、因势利导、扶正祛邪的配伍原则，具体从以下七个方面灵活应用加以实现。

1. 扶正和祛邪——药组配伍原则

顺应人体宏观免疫态势，扶助人体正气，驱除邪气是张仲景治疗的主要思路，也是其组方的第一原则，一个完整的复方基本可以分为扶正组和祛邪组。扶正组中可有补气、补血、补阴、补阳、补精、补津液的不同；祛邪组中可有祛风、祛湿等不同，一般还包括体现邪之出路的导向药，如发汗之麻黄，泻下之大黄，呕吐之瓜蒂，化瘀之桃仁等。此外，还有特殊一点的，如单纯调理气血阴阳的可归为扶正组，化痰和化瘀的可归为祛邪组。

2. 药性组配——能量代谢（寒热）纠偏配伍原则

在人体能量维上的病变有单纯的寒热偏态，也有寒热错杂。根据具体情况，在用药时通过对所用药物药性的选择和整体组合以达到纠正人体寒热之偏，也是中药复方配伍时要考虑的重要一环，总体说来，就是“寒者热之，热者寒之”。

3. 七情——药与药之间的配伍原则

七情中，除单行是指单味药取效外，其他六情都是阐释药与药之间的配伍影响；相须、相使使药效增加，相畏、相杀能减轻或消除毒副作用，相恶减轻疗效，相反则产生毒副作用。七情是复方配伍时首先要考虑的内容。

4. 君臣佐使——针对症状主次轻重不同的配伍原则

单病或兼病时，患者的症状是一个症候群，症状有主次轻重之分，组方用药也就有主次轻重的考虑，包括药味的加减和用量的加减，这就有了君臣佐使的配伍原则。君臣佐使的配伍原则是和症状主次轻重之分相对应的，只是复方配伍时要考虑的一个方面，而不是全部和总纲。

5. 归经——时空选择性作用配伍原则

多数药物并不是平均地作用于人体的全部组织器官，而只能对一个或几个组织器官起作用。归经即指药物作用部位的选择性。不同组织、器官（脏腑）的疾病选用相应归经的药物，使药物作用更具针对性，疗效更集中，引经药的选用就是典型的例子。

6. 药物作用的运动方向——祛邪路径选择配伍原则

关注复方整体作用的导向，即对祛邪路径的选择是中医治疗思维的一个特点和优点。通过对药物作用态势的选择和组合，使复方的扶正和祛邪离体路径得以清晰体现，如汗、吐、下之法。

7. 因人、因地、因时制宜——个性化用药原则

人的体质各不相同，疾病轻重有别，不同的地理环境和季节因素都会影响疾病的具体表现，用药组方时除考虑疾病的共性外，兼顾疾病的个性特征，会更有利于提高疗效。因人、因地、因时制宜原则是中医学治疗用药的天然原则之一。

上述七点是蕴含在中药复方组方原则过程中的七个侧面，汇成总配伍原则：三维纠偏、因势利导、扶正祛邪。这一原则来源于张仲景对人体宏观免疫规律的认识和仿用，可以说是一个永恒的原则。首先，它是科学的，因为它表述的是中药复方配伍的固有规律；其次，有利于教学讲解，更有利于学生从理论的制高点上掌握和应用中药复方；最后，有利于中医中药的继续发展和研究，因为没有对前人知识的正确理解，在似是而非的观点指导下，永远不可能有真正的继续发展和科学的研究。

编写说明

本书不是记录或推介什么经验方或临床有效方，而是诠释一种方剂配伍方法，这种方法来源于笔者对方剂配伍普遍规律的深入研究，是对既往观点的扬弃与发展。因此，选方依然是中医药高等院校教材《方剂学》的遴选方剂，是要体现新配伍规律，体现源头性、连续性、继承性和客观性；而不同于既往的配伍分析方法是本书所要表述的几乎唯一目的。

“三维纠偏、因势利导、扶正祛邪”是贯穿整个中医药学的思维主线，是中药复方配伍的大原则。本书以其为准线，试图通过分析现行中医药高等院校教材《方剂学》所辑的常用中药复方，将中药复方的配伍规律以一种更清晰、更直观的面貌呈现出来，促使读者从接触中药复方的开始就能从理论上高屋建瓴地把握其科学内涵，奠定更高的潜在成长高度，更早地达到“无方”境界，最终助益中医药学发展，提高学习者的临床诊疗技术。

参照既往方剂教材的方剂分析习惯，本书每个方剂分析按照组成、功用、主治、方解、配伍思路、现代应用及附方（有的没有，依具体情况而定）顺序编写，重点部分是方解、配伍思路。

目　录

第一章　解表剂

当外感之邪或其他病邪侵犯体表肌肤、经络及上呼吸道时，治疗宜通过发汗解表、宣肺祛邪，使邪从表、从上而去，多用解表剂。凡组成以解表药为主，具有发汗解肌、疏达腠理、透邪外出等作用，主治表证的方剂，统称为解表剂。表寒者治以辛温解表，表热者治以辛凉解表，兼正虚者治以扶正解表。

解表剂多用辛散轻扬之品，不宜久煎，以免药性耗散，减弱疗效。解表剂取汗以微汗出为宜，若汗出不彻，则病邪不解；汗出过多，必致耗气伤津。若病邪已入里，或麻疹已透，或疮疡已溃，前者病邪已经不在表，后两者表邪已经透散，不宜再使用解表剂。

第一节　辛温解表剂

麻黄汤

组成：麻黄（去节）9g，桂枝 6g，杏仁（去皮尖）6g，炙甘草 3g。

功用：发汗解表，宣肺平喘。

主治：外感风寒表证，症见恶寒发热，头身疼痛，无汗而喘，舌苔薄白，脉浮紧。

方解：风寒之邪从外、从上侵犯肌表，寒主收引，导致毛窍闭塞，卫阳被遏，不能达外，故可见恶寒发热、无汗、头身疼痛等肌表阳气不通之症；风寒之邪外束肌表或上侵肺系，使肺气外布肌表受阻、宣发不畅，肺气不能宣通，则被郁闭而咳喘。故治疗本病的最关键是使侵犯肌表之风寒从表、从上而去，恢复肌表之正常代谢和肺之宣发功能。本方之中，用麻黄发汗解表，宣肺平喘；桂枝温阳解表，助麻黄发汗，二药相须使风寒之邪从表而解；杏仁降利肺气，与麻黄配伍，一升一降，以增强宣肺平喘之功；炙甘草益气补中，祛痰止咳，缓急止痛，又能缓和麻黄、桂枝合用的峻烈之性，与杏仁合用有“守中”、扶正之义，不致汗出过猛而伤及正气。诸药相合，使侵犯之邪从上、从表而解。

配伍思路：以辛温、发散之药，使从上、从表入侵之寒邪复从上、从表而去。

现代应用：治疗常见疾病，如风寒感冒、风寒型咽喉炎、风寒型支气管炎，辅助治疗风寒型肺炎等。

附方：对于外感风寒为主，同时又兼夹明显其他外邪或症状的病证，可以基于麻黄汤加减治疗。

麻黄加术汤：麻黄汤原方加白术或苍术12g。白术：补气健脾，燥湿利水，止汗安胎。苍术：燥湿健脾，祛风湿。功用：发汗解表，散寒祛湿。主治：风寒湿痹，身体烦疼，无汗等（即风寒表实夹湿证）。

麻杏苡甘汤：麻黄6g，杏仁6g，甘草3g，薏苡仁12g。功用：解表祛湿。主治：风湿一身尽痛，发热，日晡所剧者。这里不是阴虚潮热，而是湿邪所致的潮热。日晡：下午三点到七点。

大青龙汤：麻黄6g，桂枝6g，生姜9g，大枣3g，甘草6g，杏仁6g，石膏18g。服后，取微似汗，汗出多者，用温粉扑之。温粉：龙骨、牡蛎、黄芪、麻黄根，共研细末。功用：发汗解表，清热除烦。主治：外感风寒，不汗出而烦躁，身疼痛，脉浮紧。即外有表寒，内有里热。用大青龙汤治之，中病即止。

三拗汤：杏仁（不去皮尖）6g，甘草（不炙）6g，麻黄（不去节）6g，生姜5片。功用：宣肺解表。主治：感冒风邪，鼻塞声重，语音不出，咳嗽胸闷。

华盖散：麻黄6g，桑白皮10g，紫苏子10g，赤茯苓10g，陈皮10g，杏仁10g，甘草5g。功用：宣肺解表，祛痰止咳。主治：肺感风寒，咳嗽上气，痰气不利，脉浮者。

桂枝汤

组成：桂枝9g，芍药（白芍）9g，甘草6g，生姜9g，大枣3枚。

功用：解肌发表，调和营卫。

主治：外感风寒表虚证。恶风寒，发热，汗出头痛，鼻鸣干呕，苔白不渴，脉浮缓或浮弱者。

方解：感受风寒发汗太过，可致肌表阴阳（营阴与卫气）耗损，或素有肌表阴阳不足，皆亦感外邪，肌表既虚，因风邪无处不在，则率先乘虚而入，其他外邪亦可兼感，多兼寒。外感风邪，风性疏泄，卫气失去其固护之性，不能固护营阴，致使营阴不能内守而外泄，故有头痛发热，汗出恶风，脉浮缓。汗者，阳加于阴，谓之汗也。本证表虚，腠理不固在先，故应首先扶助肌表之营阴与卫气，然后予以辛温发散之品以解表。方中白芍、甘草、大枣扶助营阴，桂枝、生姜助卫阳、发散风寒以解表，诸药协力，正复邪散。

配伍思路：扶助营阴、卫阳，发散风寒。

现代应用：常用于阳虚受风感冒、过敏性鼻炎、植物神经调节不畅所致的半身汗出等表证。

附方：以桂枝汤证为主，又兼夹一些其他症状者可以用桂枝汤加减治疗，基于桂枝汤的经典附方如下：

桂枝加桂汤：桂枝汤原方中桂枝加至15g。功用：温通心阳，平冲降逆。主治：太阳病误用温针或发汗过多而发的奔豚。

桂枝加芍药汤：桂枝汤原方中芍药加至18g。功用：调和气血，缓急止痛。主治：太阳病误下，邪陷太阳，腹满时痛者。

桂枝加葛根汤：桂枝汤加葛根12g。功用：解肌发表，升津舒经。主治：桂枝汤证兼项背强而不舒。

桂枝加厚朴杏子汤：桂枝汤加厚朴、杏仁各6g。功用：解肌发表，降气平喘。主治：素有喘证（风寒或寒饮存肺，实证），复感风寒见桂枝汤证；或风寒误用下剂，表证未解而现微喘者（寒邪入里）；即肌表营阴、卫气虚弱见风寒袭表、入肺。

九味羌活汤

组成：羌活、防风、苍术各9g，细辛2g，川芎、白芷、生地黄、黄芩、甘草各3g。

功用：发汗祛湿，兼清里热。

主治：外感风寒湿邪，兼有里热证者。恶寒发热，肌表无汗，头痛项强，肢体酸楚疼痛，口苦微渴，舌苔白或微黄，脉浮。

方解：本方用治外感风寒湿邪、内有蕴热所致的病证。外感风寒束于肌表，故恶寒发热、无汗头痛；湿邪郁滞经络，气血运行不畅，故肢体酸楚疼痛；风寒湿邪亦侵入肺系，郁而化热，故现口苦微渴。治则亦以发散风寒湿邪为主，兼清里热为辅。方中羌活辛、苦、温，入太阳经，散表寒，祛风湿，利关节，止痹痛，为治风寒湿邪在表之要药；防风长于祛风除湿，散寒止痛，为风药中之润剂；苍术辛苦温燥，可以发汗除湿；防风、苍术两药相合，协助羌活解表散寒，除湿止痛；细辛性甚走窜，又搜剔筋骨之力，表里风寒湿皆散，与活血行气、祛风止痛的白芷、川芎合用以散寒祛风，宣痹以止头身之疼痛；生地黄、黄芩清泻里热，其中生地黄养阴生津凉血，二者合用，防止诸药辛温燥烈之性；甘草调和诸药。

配伍思路：解表散寒药与清里热药配伍，体现了分经论治的基本结构。

现代应用：湿热体质感受风寒者。

附方：

大羌活汤：羌活汤去白芷，祛湿药组中加独活、防己、白术，清热药组中加黄连、知母。功用：散风寒湿，清热化湿。主治：外感风寒湿邪，内有湿热证。

羌活胜湿汤：羌活、独活各6g，藁本、防风、甘草（炙）、

川芎各3g，蔓荆子2g。功用：祛风胜湿止痛。主治：风湿在表，肩背疼痛不可回顾，头痛身重，或腰脊疼痛难以转侧，苔白，脉浮者。

香苏散

组成：紫苏10g，炒香附10g，陈皮6g，甘草3g。

功用：疏散风寒，理气和中。

主治：外感风寒，气郁不舒证。恶寒发热，头痛恶寒，胸脘痞闷，不思饮食，舌苔薄白，脉浮。

方解：紫苏解表散寒，香附、陈皮理气，甘草和中，四药相合，外散风寒，内舒气滞。

配伍思路：解表散寒，理气和中。

现代应用：感冒、食欲差。

附方：

加味香苏散：香苏散加荆芥、秦艽、防风、蔓荆子各3g。功用：发汗解表，理气解郁。主治：外感风寒，兼气滞证，解表之力较香苏散强，兼具宣痹止痛之功。

香苏葱豆豉汤：香苏散加香葱白3枚，豆豉12g。发汗解表，调气安胎。主治：妊娠伤寒。

小青龙汤

组成：麻黄（去节）9g，芍药9g，细辛6g，干姜6g，甘草（炙）6g，桂枝（去皮，因桂枝毒在皮，故方中皆去皮用）9g，半夏（洗，以去其燥性）9g，五味子6g。

功用：解表散寒，温肺化饮。

主治：外寒里饮证。恶寒发热，无汗；胸痞喘咳，痰多而稀；或痰饮喘咳，不得平卧；或身体痛重，头面四肢浮肿，舌苔白滑，脉浮者。

方解：麻黄、桂枝相须，发汗散寒以解外寒，且麻黄又能宣发肺气而平喘咳，桂枝温阳以利内饮之化；干姜温肺化饮的同时，其温性亦有助于除表寒；细辛性善走窜，既走表又达里温肺化饮，兼助麻桂解表；半夏燥湿化痰，和胃降逆，为去有形痰邪之主药；五味子味酸而收敛，酸敛护肺，芍药味酸而敛阴，酸敛合营，用此二药一是防诸药温燥之性伤津，二是充痰饮之邪被祛之后的空缺，以及邪气去、正气复，防邪再入；炙甘草益气和中，扶正兼调和诸药。

配伍思路：外散风寒，内化痰饮，滋阴扶正，防邪再侵。

现代应用：外寒里饮型支气管炎、肺炎、慢性阻塞性肺病、肺心病、支气管哮喘等。

附方：

射干麻黄汤：射干9g，麻黄9g，细辛3g，半夏9g，紫菀6g，款冬花6g，生姜9g，大枣3枚，五味子3g。功用：宣肺祛痰，下气止咳。主治：咳而上气，喉中有水鸡声（哮喘）。除射干是寒性外，其他药物均是温热药，与小青龙汤相比，下气平喘之功强，偏于治里。

止嗽散

组成：桔梗（炒）、荆芥、紫菀（蒸）、百部（蒸）、白前

（蒸）各9g，甘草（炒）3g，陈皮（去白）6g。

功用：宣利肺气，疏风止咳。

主治：风邪犯肺证。咳嗽咽痒，咯痰不爽，或微有恶风发热，舌苔薄白，脉浮缓。

方解：本方为风邪犯肺偏寒证所设，治以理肺止咳，利咽疏表。紫菀止咳，百部润肺止咳，二者性温而不热，润而不寒，皆可止咳化痰；橘红理气化痰，白前长于降气化痰，四药治肺。桔梗利咽、开宣肺气，荆芥可疏风解表，二者协力导邪从上、从表而去；且桔梗与白前协同使用，一升一降，使气机运转，复肺气之宣降。甘草缓急和中，调和诸药。

配伍思路：理气化痰、润肺止咳与利咽解表药协同配伍，导邪从上、从表而去。

现代应用：咽炎、支气管炎、咳嗽变异性哮喘等。

附方：

金沸草散：旋覆花、麻黄、前胡各9g，荆芥穗12g，甘草、半夏、赤芍各3g，外加生姜3片，枣1枚。功用：发散风寒，降气化痰。主治：伤风咳嗽，恶寒发热，咳嗽痰多，鼻塞流涕，舌苔白腻，脉浮者。

香薷饮

组成：香薷9g，白扁豆（微炒）、厚朴（姜制）各6g，加入少许酒同煎。

功用：祛暑解表，化湿和中。

主治：阴暑。恶寒发热，腹痛吐泻，头重身痛，无汗，胸闷，舌苔白腻，脉浮。

方解：本方所治为夏月乘凉饮冷，或外感风寒，或内伤暑湿所致的阴暑证。夏月感寒，邪滞肌表，则见恶寒发热，无汗，头身疼痛等风寒表实证；夏月喜冷饮，湿伤脾胃，气机不畅，则胸闷泛恶，腹痛泄泻。舌苔白腻则是寒湿之候，治之以外散肌表之寒邪，内化脾胃之湿滞。香薷辛温芳香，可解表除寒，祛暑化湿，导湿邪从表去，是夏月解表之要药（故香薷又称“夏月麻黄”）；治湿要理气，予厚朴行气除满、内化湿滞；湿已影响脾运，故予白扁豆健脾和中、祛湿消暑；加入少许酒同煎，意在增强散寒通经之力。

配伍思路：化湿解表以祛邪。

现代应用：夏季受凉感冒，或饮冷导致的胃肠炎。

附方：

新加香薷饮：香薷6g，鲜扁豆花9g，厚朴6g，金银花9g，连翘9g。即香薷饮加清热解毒之金银花、连翘。功用：祛暑解表，清热化湿。主治：暑温。发热头痛，恶寒无汗，口渴面赤，胸闷不舒，舌苔白腻，脉浮而数者。

第二节　辛凉解表剂

银翘散

组成：连翘15g，金银花15g，竹叶4g，苦桔梗6g，牛蒡子6g，薄荷6g，荆芥穗4g，淡豆豉5g，生甘草5g。鲜苇根汤煎。

功用：辛凉透表，清热解毒。

主治：温病初起。发热无汗，或有汗不畅，微恶风寒，头痛口渴，咳嗽咽痛，舌尖红，苔薄白或微黄，脉浮数。

方解：温病多为热毒之邪（病毒、细菌或其他病原体感染），治疗应以杀灭、清除为要务。重用连翘、金银花，既可清热解毒，又可辛凉解表，具有芳香避秽的功效；竹叶清热除烦、清上焦之热，且可生津，芦根功在清热生津，四药为清热生津解毒药组。桔梗可宣肺止咳、利咽，牛蒡子可以疏散风热、清利头目、解毒利咽，薄荷辛凉解表，荆芥穗、淡豆豉性温，防其他药寒凉之过偏，增辛散透表之力，五药宣肺、利咽、解表以导邪外出。甘草和诸药。诸药相合，清宣肺气、清热解毒、辛凉解表（清热除烦的力量：栀子＞竹叶＞灯心草）。

配伍思路：清热解毒、生津药与利咽、解表药协同配伍。

现代应用：感冒、流感、上呼吸道感染、支气管炎、肺炎、腮腺炎、流行性脑膜炎等属风热证者；病毒性感染者多用，疗效良好。

桑菊饮

组成：桑叶 8g，菊花 3g，杏仁 6g，连翘 5g，薄荷 8g，桔梗 6g，生甘草 3g，芦根 6g。

功用：疏风清热，宣肺止咳。

主治：风温初起。但咳，身热不甚，口微渴，脉浮数。

方解：本方用治外感风热证。桑叶味甘苦，性凉，疏散上焦风热，且善走肺络，能清宣肺热而止咳嗽（肺热重则用霜桑叶）；

菊花疏散风热，清利头目；连翘清热解毒（善散胸膈）；薄荷疏散风热；芦根清热生津而止渴。五药协力清热解毒，共祛在表风热之邪。杏仁润肺止咳，桔梗宣肺利气止咳（止咳之力逊于桔梗配白前），甘草益气、和诸药，三者协力清肺热邪，并阻外邪继续入肺。

配伍思路：重用辛凉解表药从上、从表散邪；予清热生津药于肺；予少量温肺益气药助祛邪彻底。

现代应用：用于风热感冒、风热咳嗽及咽喉炎、支气管炎、肺炎等。

麻杏石甘汤

组成：麻黄 9g，杏仁 9g，生甘草 6g，石膏 18g。

功用：发汗解表，清肺平喘。

主治：表寒未解，入里化热，肺热壅塞证。身热不解，咳逆气急鼻煽，口渴，有汗或无汗，舌苔薄白或黄，脉浮而数者。

方解：麻黄味辛苦，性温，发汗解表而宣肺平喘；石膏味辛甘，性大寒，清泻肺胃之热以生津，石膏倍于麻黄以制麻黄温热之性，使整方不失为辛凉之剂，麻黄得石膏则宣肺平喘而不助热；杏仁味苦，降利肺气而平喘，与麻黄宣降相因；生甘草助汗源而和诸药。四药相合，散表邪、清里热。

麻杏石甘汤中，麻黄与石膏的用量需按比例，可用 1∶3（邪热闭肺、无汗）或 1∶5（邪热壅肺、有汗），重用石膏制麻黄之温性，去性存用。

配伍思路：发散表寒药与清里热药同用。

现代应用：感冒、上呼吸道感染、支气管炎、肺炎辨证属于外寒里热型，病毒性感染可以单独治疗，细菌性感染可以加清热解毒药或结合抗生素治疗。

附方：

越婢汤：麻黄18g，生姜9g，甘草5g，大枣5枚，石膏24g。功用：发汗利水。主治：风水夹热证。一身悉肿，恶风，脉浮，不渴，自汗，无大热者。本方治疗感染性肌表水肿，重用麻黄及生姜发汗解表，使邪从表去；石膏清热；甘草、大枣益气阴，扶正，助祛邪。

柴葛解肌汤

组成：柴胡6g，葛根9g，白芷3g，羌活3g，黄芩6g，生石膏12g，桔梗3g，白芍6g，甘草3g，生姜3片，大枣2枚。

功用：解肌清热。

主治：感冒风寒，郁而化热证。恶寒渐轻，身热增盛，略有寒热往来之意，无汗头痛，目痛鼻干，心烦不眠，眼眶痛，舌苔薄黄，脉浮微洪者。

方解：本证为风寒表邪未解，又化热入里。病邪在肌表，为太阳、少阳、阳明三经合病。当以辛凉解肌，兼清里热治之。柴胡、葛根辛凉解表，羌活、白芷、生姜辛温解表，黄芩、石膏清泻里热（柴胡、黄芩为和解少阳之药；石膏、白芷治疗阳明经；羌活、葛根治疗太阳经）。诸药相合，共清太阳、少阳、阳明三经内外之热。白芍、甘草酸甘敛营，共防疏散太过，且柴胡与白芍是药对；少佐生姜、大枣调脾胃；桔梗宣利肺气，引邪出肺，阻邪入肺。

配伍思路：三阳经协同发散药、清泻里热药同用。

现代应用：感冒、流感、结膜炎等属病毒感染者。

升麻葛根汤

组成：升麻10g，葛根10g，芍药6g，炙甘草3g。

功用：解肌透疹。

主治：麻疹初起。疹出不透，身热头痛，咳嗽，目赤流泪，口渴，舌红，脉数。

方解：麻疹为阳毒，以透为顺。升麻入肺、胃经，解肌透疹；葛根入胃经，解肌发表，升津除热，二药相须可解肌透疹。芍药益营血，炙甘草补气，二药扶正，增强升麻、葛根透疹之力。用炙甘草而不用生甘草，因为炙甘草性温，辛温主散，以增强发散之义。

配伍思路：解肌透疹药与助益营阴药相结合。

现代应用：治疗单纯性疱疹、带状疱疹等。

附方：

竹叶柳蒡汤：西河柳6g，荆芥穗4g，葛根5g，蝉蜕3g，炒牛蒡4.5g，知母3g，薄荷叶3g，玄参6g，甘草3g，麦冬9g，淡竹叶1.5g。功用：透疹解表，清泻肺胃。主治：疹出不透，喘咳，烦闷躁乱，咽喉肿痛。

第三节　扶正解表剂

人参败毒散

组成：人参9g，甘草5g，桔梗、前胡、枳壳、茯苓各9g，羌活、独活、柴胡、川芎各9g，生姜、薄荷各少许。

功用：益气解表，散寒祛湿。

主治：气虚外感证。憎寒壮热，头项强痛，肢体酸痛，无汗，鼻塞声重，咳嗽有痰，胸膈痞满，舌淡苔白，脉浮而按之无力。

方解：本方治正气素虚，又外感风寒湿邪所致的气虚外感病证。治之当以益气解表，散寒祛湿。方中人参、甘草扶助已虚正气，拒外邪继续深入，助祛邪药力。桔梗宣肺，前胡祛痰，枳壳降气，茯苓渗湿，有宣有降，祛痰渗湿，以祛入肺之邪，复肺宣降之功能。羌活、独活辛温发散，通治一身上下之风寒湿邪，川芎行气祛风，柴胡疏散解肌退热，生姜辛温解表，薄荷辛凉解表，寒温六药并投可解表祛邪。

配伍思路：扶正气，宣利肺邪，解表邪。本方还可以用于治外邪里陷所致的痢疾，其证为外邪从表陷里，用此方疏散表邪，表气疏通，里滞亦除，其痢自止。此为“逆流挽舟”之法。

现代应用：可以用于治疗免疫力低下之感冒、支气管炎、肺炎、风湿性关节炎等，有细菌感染者可以结合抗生素使用。

附方：

荆防败毒散：荆芥、防风、羌活、川芎、柴胡、桔梗、前胡、枳壳、茯苓各5g，甘草3g。此方解表、散风湿药组是荆芥、防风、羌活、川芎、柴胡，祛入肺之邪、复肺宣降之功能药组（同人参败毒散一样）是桔梗、前胡、枳壳、茯苓。功用：发汗解表，散风祛湿。主治：外感风寒湿邪，以及时疫疟疾、痢疾、疮疡具有风寒湿表证者。

参苏饮

组成：人参6g，炙甘草4g，紫苏叶、葛根各6g，半夏、前胡、茯苓各6g，木香、枳壳、桔梗、陈皮各4g。

功用：益气解表，理气化痰。

主治：虚人内有痰饮，外感风寒证。恶寒发热，无汗，头痛，鼻塞，咳嗽痰白，胸膈满闷，倦怠无力，气短懒言，舌苔白，脉弱。

方解：人参益气，扶正托邪；甘草补气安中，和诸药，为扶正药组。苏叶、葛根发散风寒，解肌透邪，为解表药组，可解表祛邪。前胡、半夏、桔梗止咳化痰，宣降肺气；陈皮、枳壳理气宽胸；茯苓健脾，渗湿消痰；木香行气、醒脾畅中，组成理气化痰药组，可内化痰湿。

配伍思路：扶正气，解表祛邪，内化痰湿。

现代应用：用于感冒、上呼吸道感染等辨证属于气虚外感风寒兼有痰湿者。

再造散

组成：黄芪 6g，人参 3g，甘草 1.5g，熟附子 3g，桂枝 3g，细辛 2g，羌活 3g，防风 3g，川芎 3g，煨生姜 3g，另枣 2 枚，加赤芍共煮。

功用：助阳益气，解表散寒。

主治：阳气虚弱，外感风寒证。恶寒发热，热轻寒重，无汗肢冷，倦怠嗜卧，面色苍白，语言低微，舌淡苔白，脉沉无力，或浮大无力。

方解：方中人参、黄芪、附子补气助阳，既能助药势以鼓邪外出，又可预防阳随汗脱；煨生姜温胃，大枣滋脾生津，合以升腾脾胃生发之气，调营卫而资汗源，亦属扶正药。桂枝、细辛（为阳虚外感之必用药）、羌活、川芎（可防药运无力）、防风疏风散寒，以解表祛邪；赤芍活血；甘草和诸药。诸药合力，阳气复，风寒去。

配伍思路：益气温阳扶正，疏风解表，散寒祛邪。

现代应用：气阳两虚型感冒。

附方：

麻黄附子细辛汤：麻黄 6g，附子 9g，细辛 3g。功用：助阳解表。主治：少阴病始得，反发热，脉沉者。

加减葳蕤汤

组成：生葳蕤（玉竹）9g，炙甘草 1.5g，红枣 2 枚，东白薇 3g，生葱白 6g，桔梗 5g，淡豆豉 9g，苏薄荷 5g。

功用：滋阴解表。

主治：阴虚外感风热证。头痛身痛，微恶风寒，无汗或有汗不多，咳嗽，心烦，口渴，咽干，舌红，苔薄白，脉数。

方解：葳蕤入肺、胃经，味甘，性寒，为滋阴润燥的主药，长于养阴，且滋而不腻，用以润肺养胃，清热生津；炙甘草、红枣益气，三药滋阴益气以扶正。白薇味苦，性寒，其性降泄，善于清热而不伤阴，于阴虚有热者为宜；桔梗宣肺止咳以祛痰；葱白、淡豆豉、薄荷解表散邪。五药相合，可清热、宣肺利咽、解表散邪。全方共奏滋阴解表之功。

配伍思路：内补气阴，外祛风热。

现代应用：阴虚感冒。

附方：

葱白七味饮：生麦冬9g，干地黄9g（滋阴养血药组）；葱白9g，葛根9g，新豆豉6g，生姜6g(解表药组)。功用：养血解表。主治：病后阴血亏虚，调摄不慎，感受外邪。或失血之后，感受风寒，头痛发热，微寒无汗。

第二章　泻下剂

泻下剂属于祛邪剂，凡以泻下药为主组成，通过通便、泻热、攻积、逐水等作用，使邪实从大便或小便而去的方药，称为泻下剂，属“下法”。根据对应病证的不同，具体可分为寒下热结、温下冷结、润下燥结、逐水利饮和攻补兼施五类。临床应用应注意以下方面：①泻下剂是针对表邪已解、里实已成，或发病之初就是单纯的里实证；②若表证未解、里实已成，则应视表里证的轻重，先表后里，或表里双解；③若兼血瘀、虫积、痰浊，宜分别配伍相应的药物治之；④对老年体虚，孕妇、产妇或正值经期，病后津伤以及亡血者，应禁用或慎用；⑤泻下剂多易伤胃气，故得效即止，勿过；⑥服药期间应忌油腻及不易消化的食物，以防重伤胃气。

第一节　寒下剂

大承气汤

组成：大黄 12g，芒硝 6g，厚朴（炙）24g，枳实 12g。

用法：先煮枳实、厚朴，后下大黄，芒硝冲服。

功用：峻下热结。

主治：①阳明腑实证：大便不通，频转矢气，脘腹痞满，腹痛拒按，按之则硬，甚者日晡潮热，神昏谵语，手足濈然汗出，舌苔黄燥起刺或焦黑燥裂，脉沉实。②热结旁流证：下利清水，色纯青，其气臭秽，脐腹疼痛，按之坚硬有块，口舌干燥，脉滑实。③里实热证：因里实热引起的热厥、痉病或发狂，因实热存内，格阴于外引起的四肢厥冷。

方解：本方为寒下的常用方剂。大黄苦寒泻热，祛瘀通便，然大黄泻下攻积之力强，而软坚之力欠佳，故佐以芒硝软坚润燥通便；厚朴下气，除满消胀，枳实苦辛破结，导滞消痞，共助大黄、芒硝攻下热结。

本方为“急下存阴”之剂。以数日不大便，脘腹胀满，苔黄厚而干，或焦黑燥裂，脉沉数有力为证治要点。

配伍思路：泻下药与破气导滞药配伍，目标明确。

现代应用：各种发热疾病中的大便滞结不通而致脘腹痞满、腹痛拒按、按之坚硬有块，舌苔黄燥，脉沉、滑、实等证，亦可用于单纯性的肠梗阻等病。

附方：

小承气汤：大黄、厚朴、枳实。功用：轻下热结。主治：阳明腑实证之轻者（气滞明显）。

调胃承气汤：大黄、芒硝、甘草。功用：缓下热结。主治：阳明腑实证（余热明显而气滞不明显）。

大黄牡丹汤

组成：大黄12g，牡丹皮9g，桃仁12g，冬瓜子30g，芒硝9g。

功用：泻热破瘀，散结消肿。

主治：肠痈初起（或阑尾炎初起）。右下腹疼痛拒按，牵拉试验阳性，时时发热，自汗恶寒，舌苔薄腻而黄，脉滑数。

方解：肠痈初起，多由湿热郁蒸，气血凝聚，结于肠中，肠络不通所致。大黄苦寒攻下，又可活血祛瘀，泻肠中之湿热，去肠中稽留之瘀血；桃仁苦平，性善破血，与大黄为伍可破瘀泻热；芒硝泻热导滞，软坚散结；牡丹皮凉血化瘀，消肿；冬瓜子甘寒，清肠利湿，排脓散结。五药相合而成泻热破瘀、散结消肿之势。

配伍思路：主要是祛邪思维，以泻下药涤肠破瘀。

现代应用：多用于肠道内感染，注意结合应用抗生素。

第二节　温下剂

大黄附子汤

组成：大黄9g，附子9g，细辛3g。

功用：温里散寒，通便止痛。

主治：寒积腹痛。便秘腹痛，胁下偏痛，发热，手足不温，舌苔白腻，脉弦紧。

方解：本方为温下之代表方。附子辛热，温里散寒，止腹胁疼痛；细辛辛温宣通，散寒止痛，助附子温里散寒止痛；大黄泻下通便，荡涤肠胃积滞；大黄性虽苦寒，但有大量附子之辛热，则苦寒之性被制，而泻下之功犹存，此为去性存用。附子走而不守，细辛辛散走窜，故用之。大黄配芒硝攻下热结；大黄配桃仁泻热破瘀；大黄配附子攻下寒积。

配伍思路：温阳散寒药与寒下药同用。

现代应用：寒性的急性肠胃炎、便秘等。

三物备急丸

组成：大黄、干姜、巴豆。

功用：攻逐寒积。

主治：寒实腹痛。猝然心腹胀痛，痛如锥刺，气急，大便不通。

方解：干姜温阳散寒，巴豆性热、攻下，大黄性寒、攻下，三药合力攻逐寒积。

配伍思路：温阳散寒药与攻下药同用。

现代应用：寒性的急性肠胃炎、便秘、肠梗阻等。

温脾汤

组成：当归、干姜各9g，附子、人参、甘草各6g，大黄15g，芒硝6g。

功用：温补脾阳，攻下寒积。

主治：寒积腹痛。便秘腹痛，脐下绞结，绕脐不止，手足欠温，苔白不渴，脉沉弦而迟。

方解：本证系由脾阳不足、寒积中阻所致。附子温补脾阳，祛除寒邪；干姜温中助阳；人参合甘草益气补脾，且甘草又能调和诸药；当归补血健脾。诸药相合，达温阳补脾助运之功。大黄泻下，攻逐积滞，大黄性虽寒，但有附子之辛热，则去性存用；芒硝软坚散结。诸药合用，温补、攻下兼施而脾运、便通。

配伍思路：内补脾胃之阳气，下攻肠胃之积滞。

现代应用：阳气不足之便秘。

第三节　润下剂

五仁丸

组成：桃仁 15g，杏仁 15g，柏子仁 9g，松子仁 5g，郁李仁 5g，陈皮 15g。

功用：润肠通便。

主治：津枯便秘。大便干燥，坚涩难出，以及年老或产后血虚便秘。

方解：杏仁滋肠燥、降肺气，肺与大肠相表里，降肺气，利大肠传导之职；柏子仁性多润滑，润肺治燥，治虚秘；郁李仁质润沉降，润滑肠道，专治胃肠燥热，大便秘结；松子仁润五脏，治虚秘；桃仁润燥滑肠，活血；陈皮理气行滞，使气行则大肠得以运化。

配伍思路：润肠，行气血。

现代应用：老年性便秘。

济川煎

组成：当归 9 ～ 15g，肉苁蓉 6 ～ 9g，升麻 3g，枳壳 3g，泽泻 5g，牛膝 6g。

功用：温肾益精，润肠通便。

主治：肾虚便秘。大便秘结，小便清长，腰膝酸软，舌淡苔白，脉沉迟。

方解：当归养血润肠，肉苁蓉润肠通便，温肾益精，二者是主药。牛膝补肾壮腰，性善下行，助便通；枳壳宽肠下气而助通便；升麻入阳明，清宣升阳，阳得升，浊阴自降，有欲降先升之妙。所治为虚性便秘，非有热便结，故用泽泻，一取泽泻泻下之势，二因泽泻甘淡泄浊，可利小便、助大便成形而出，非溏泻而出，古人有"利小便所以实大便"之说。

配伍思路：温补阳、血，调节气机升降，下利肾浊。

现代应用：老年人肾虚以及产后血虚之便秘。

麻子仁丸（约脾丸）

组成：麻子仁 20g，白芍 9g，杏仁 10g，枳实 9g，厚朴 9g，大黄 12g（以蜜制丸）。

功用：润肠泻热，行气通便。

主治：脾约证，肠胃燥热、脾津不足所致。大便秘结，小便频数，舌苔微黄。

方解：重用麻子仁，因其质润多脂，滋脾润肠，润燥通便；

杏仁利肺降气，润燥通便；白芍滋阴养血，柔肝理脾，助便通；大黄苦寒泻热，攻积通便；枳实下气破结；厚朴行气除满，亦助便通；蜂蜜润燥滑肠，和为丸子，亦助便通。

配伍思路：润肠药与行气导滞药配伍。

现代应用：常用于习惯性便秘、老人与产后便秘、痔疮术后便秘等属肠胃燥热者。

第四节　攻补兼施泻下剂

黄龙汤

组成：大黄 9g，芒硝 6g，枳实 9g，厚朴 9g，甘草 3g，人参 6g，当归 9g，外加姜 3 片，枣 2 枚，再入桔梗一撮。

功用：攻下热结，益气养血。

主治：阳明腑实，气血不足证。自利清水，色纯青，或大便秘结，脘腹胀满，腹痛拒按，身热口渴，神倦少气，谵语甚或循衣撮空，神昏肢厥，舌苔焦黄或焦黑，脉虚。

方解：大黄、枳实、厚朴（大承气汤）攻下热结，荡涤肠胃实热积滞；人参、甘草、当归益气养血，扶正达邪，使之不伤正气；桔梗宣肺，肺与大肠相表里，宣肺有利通肠腑；生姜、大枣养胃和中。如此攻下与扶正兼备，正复而邪去。

配伍思路：攻下药与扶正药并用。

现代应用：本方原治热结旁流而兼气血两虚证，辨证属邪实正虚、病在肠腑者均可用之。

附方：

新加黄龙汤： 细生地15g，玄参15g，麦冬15g，生甘草6g，人参5g，当归5g，海参（质润多脂、滋阴益气）2条，生大黄9g，芒硝3g，姜汁6匙。功用：泻热通便，滋阴益气。主治：热结里实，气阴不足证。

增液承气汤

组成： 玄参30g，麦冬25g，生地黄25g，大黄9g，芒硝4.5g。

功用： 滋阴增液，泻热通便。

主治： 热结阴亏证。燥屎不行，下之不通，脘腹胀满，口干唇燥，舌红苔黄，脉细数。

方解： 方中重用玄参滋阴泻热通便，麦冬、生地黄滋阴生津；大黄、芒硝软坚润燥，泻热通便。五药相合，共成“增水行舟”之剂。

配伍思路： 滋阴药与寒性泻下药同用。

现代应用： 多用于体液不足性便秘或外感疾病伴发便秘。

第五节　逐水剂

十枣汤

组成： 甘遂、大戟、芫花各等分，分别捣为散，煮大枣10枚，纳药末。强人服2g，羸人服1g，温服，平旦服。得快下利后，糜粥自养。

功用：攻逐水饮。

主治：①悬饮：咳唾胸胁引痛，心下痞硬，干呕短气，头痛目眩，或胸背掣痛不得息，舌苔滑，脉沉弦。②水肿：一身悉肿，尤以下半身为重，腹胀喘满，二便不利。

方解：方中甘遂苦寒有毒，善行经髓络脉之水湿；芫花辛温有毒，善消胸胁伏饮痰癖；大戟苦寒有毒，善泻脏腑之水邪。三药峻烈，各有专攻，合用之，则攻逐水饮之功甚著。用大枣煎汤送服，意在益脾缓中，防止逐水过猛而伤及脾胃，并可缓和诸药之毒性，使邪去而不伤正气。服用方法：一是三药为散，大枣煎汤送服；二是从小量开始，且于清晨空腹服用；三是服药得快利后，宜食糜粥以保养脾胃。

配伍思路：峻猛利水药佐以大枣护正。

现代应用：比较少用，可治疗渗出性腹膜炎、胸腔积液、肝硬化腹水、肾炎水肿，以及晚期血吸虫病所致的腹水形气俱实者。

禹功散

组成：黑牵牛、茴香，研为细末，以生姜汁调服，临卧服。

功用：逐水通便，行气消肿。

主治：阳水。遍身水肿，腹胀喘满，大便秘结，小便不利，脉沉有力。

方解：若气虚或气机不畅则化湿无力，湿热壅塞下焦，前阻小便、后阻大便而致大小便不通。黑牵牛苦、平，可祛风除湿、活血通经；茴香性温，可理气散寒；生姜性温，可散寒湿、水气。三药合用，可畅通气机，散下焦壅塞寒湿而利尿消肿。

配伍思路：行气祛湿。

现代应用：前列腺增生之小便不利，或肾功能不全之水肿。

第三章　和解剂

和，即缓和之义。当疾病辨证不是单纯的表或里、寒或热、虚或实时，病情多较复杂，不宜应用单一的汗法或下法、清法或温法、补法或泻法，往往需要扶正祛邪兼施、寒热并投、多法协用，从多角度调理以治愈疾病，这种思路和方法就称为和法。和解剂原为治疗伤寒邪入少阳而专设，后扩大了其应用范围，现分为和解少阳、调和肝脾、调和肠胃、调和寒热等。

第一节　和解少阳剂

小柴胡汤

组成：柴胡24g，黄芩9g，人参9g，甘草（炙）6g，半夏9g，生姜9g，大枣4枚。上七味，以水一斗二升，煮取六升，去滓，再煎，取三升，温服一升，日三服。

功用：和解少阳。

主治：①伤寒少阳证：往来寒热，恶寒发热交替进行，胸胁苦满，默默不欲饮食，心烦喜呕，呕后觉舒，口苦，咽干，目眩，舌苔薄白，脉弦者。②妇人热入血室胞宫：经水适断，寒热发作有时，以及疟疾、黄疸等病而见少阳证者。

方解：从扶正与祛邪角度看，人参、炙甘草、大枣扶正，重在益气补血；柴胡、黄芩、半夏、生姜祛邪，其中柴胡、黄芩清热邪，半夏、生姜祛寒邪，祛邪药的总量略多于扶正药的总量，这与小柴胡汤所治病证多源于外邪入侵、虚实兼有、寒热之邪并存的证候特点相对应。从药性寒热角度看，柴胡、黄芩性寒，人参、炙甘草、半夏、生姜、大枣性温，寒药与温药总量差不多，与小柴胡汤所治疾病是寒热往来、寒热之邪并存的证候特点相对应。从药物的归经看，人参主要归肺、脾、胃经，甘草主要归心、肺、脾、胃经，大枣归脾、胃经，柴胡归肝、胆、心包、肺、膀胱经，黄芩归肺、胆、胃、大肠经，生姜归肺、脾、胃经，半夏归脾、胃经，人参、炙甘草、大枣扶正于内，柴胡引黄芩、半夏、生姜祛邪于外。从导邪外出用药角度看，小柴胡汤以柴胡、生姜解表，导邪从表而出。全方配伍主要抓住四个方面，相应针对的是界定疾病特点的四个特性：一是选用补益药或祛邪药，以达到扶正或祛邪的目的，针对的是疾病虚实变化；二是选用寒药或温药，以达到清热或散寒的目的，针对的是疾病寒热变化；三是根据病位选药（即体现药物归经），以便药物更好地直达病所，针对的是病位的变化；四是恰当选用有利于导邪外出的药物，针对的是机体正气欲祛邪外出路径的变化。“去滓，再煎”表明小柴胡汤不是大承气汤、麻黄汤之类的猛攻之剂（柴胡小量为 3 ～ 6g，主升阳举陷；中量为 6 ～ 10g，主和解少阳；大量为 10 ～ 15g，主辛凉解表、退热）。

配伍思路：寒热并投，扶正以助祛邪，邪从表去。

现代应用：外感、杂病。

蒿芩清胆汤

组成：青蒿4.5～6g，淡竹茹9g，半夏4.5g，赤茯苓9g，青子芩（黄芩之嫩者）4.5g，生枳壳4.5g，陈皮4.5g，碧玉散（滑石、甘草、青黛三者共末）9g。

功用：清胆利湿，和胃化痰。

主治：少阳湿热证。寒热如疟，寒轻热重，口苦膈闷，吐酸苦水（湿热位于少阳之象），或呕黄涎而黏，甚则干呕呃逆，胸胁胀痛，小便黄少，舌红，苔白腻，间现杂色，脉数而右滑左弦者。

方解：青蒿苦寒芳香，苦能燥湿，寒能清热，芳香可以避秽，清透少阳邪热；黄芩苦寒，善清胆热，并能燥湿，两药相合，既能内清少阳湿热，又能透邪外出。半夏燥湿化痰，和胃降逆；竹茹清胆胃之热，化痰止呕，二者配合为治痰热的常用药对。碧玉散、赤茯苓清热利湿，导邪从小便而出；陈皮理气化痰，宽胸畅膈；枳壳下气宽中，除痰消痞。

小柴胡汤与蒿芩清胆汤的区别：二者皆能和解少阳，用于邪在少阳，往来寒热，胸胁不适者。但小柴胡汤以益气扶正之药助解表药促邪从表而去，宜于太阳之邪入里；蒿芩清胆汤兼有清热利湿、理气化痰之效，时邪从下而去，宜于少阳胆热偏重，兼有湿热痰浊者。

配伍思路：从表、从下清少阳、阳明湿热。

现代应用：肝炎、胆囊炎、胆汁反流及反流性胃炎等。

第二节　调和肝脾剂

四逆散

组成：甘草6g，白芍6g，枳实6g，柴胡6g。

功用：透邪解郁，疏肝理气。

主治：①阳郁厥逆证：略有气闭之意，手足不温，或身微热，或咳，或悸，或小便不利，或腹痛，或泄利，脉弦。②肝脾不和证：胁肋胀满，脘腹疼痛，脉弦等。

方解：本证因外邪传经入里，气机为之郁遏，不得疏泄，导致阳气内郁，不能达于四末，而见手足不温。柴胡入肝、胆经，生发阳气，疏肝解郁，透邪外出；枳实入肝、脾经，理气解郁，邪热破结，与柴胡为伍，一升一降，共奏升清降浊之效，为理气祛邪外出动力药。白芍敛阴养血柔肝，甘草益气、调和诸药，二药共益气血，充实柴胡升散、枳实理气之正气之源，助邪外出，邪出而正不伤。

配伍思路：补肝和中焦气血之源，再予升、降而疏之，与肝脏体阴用阳之性、中焦为枢的功能顺应。

现代应用：常用于治疗慢性肝炎、胆囊炎、胆石症、胆道蛔虫症、肋间神经痛、胃溃疡、胃炎等属肝胆气郁、肝胃不和者；失眠、抑郁、四肢不温辨证属肝脾不和者。

逍遥散

组成：当归、白芍、柴胡各9g，薄荷少许，甘草4.5g，茯苓、白术各9g，烧生姜1块。

功用：养血疏肝解郁，健脾利湿。

主治：肝郁脾弱血虚证。两胁作痛，头痛目眩，口燥咽干，神疲食少，或往来寒热（肝郁少阳气机不舒），或月经不调，乳房胀痛，脉弦而虚者。

方解：当归味甘、辛、苦，性温，养血和血，略有轻微的活血之功，且气香可理气，为血中之气药；白芍味酸苦，性微寒，养血敛阴，柔肝缓急，二药合用可补肝之阴血。肝之阴血既足，则行化有源，予柴胡疏肝解郁，使肝气条达，佐加薄荷，可以疏散郁遏之气，透达肝经郁热，二药协力，使肝脏血行、气舒、热散、郁消。木郁则土衰，肝病易于传脾，故以白术、茯苓、甘草健脾益气，不但可实脾土以抑木，且使营血生化有源，烧（煨）生姜降逆和中，引药入里，亦有温中健脾之效。诸药合用，气血生化有源，气机调畅。

配伍思路：养肝解郁药与健脾渗湿药协同。

现代应用：月经不调、乳房胀痛、失眠、情绪紊乱、慢性肝胆疾病等。

痛泻要方

组成：白术6g，陈皮4.5g，白芍6g，防风3g。

功用：柔肝止痛，健脾祛湿止泻。

主治：痛泻。肠鸣腹痛，大便泄泻，泻必腹痛，泻后痛不减或减不足言（如泻后痛减，则为食积导致），舌苔薄白，脉两关不调，弦而缓者（左关弦而右关缓）。

方解：痛泻之证，其特点是泻必腹痛。《医方考》说："泻责之脾，痛责之肝。肝责之实，脾责之虚，脾虚肝实，故令痛泻。"白术苦甘而温，补脾胃之气，燥湿以治土虚；陈皮辛苦而温，理气燥湿，可以为白术行气，以减轻其壅遏之性。白芍酸寒，补血、柔肝缓急止痛，防风具升散之性，且可制芍药酸敛之性，与白术、白芍相伍，辛能散肝郁，香能疏脾气。白术、陈皮治泻；而白芍、防风治痛也。久泻者，加炒升麻以升阳止泻；舌苔黄腻者，加黄连以清热。

配伍思路：柔肝止痛，健脾祛湿止痛。

现代应用：本方可用治急性肠炎、慢性结肠炎、神经性腹泻（神经官能症）等属肝木乘脾土者。

第三节　调和胃肠剂

半夏泻心汤

组成：半夏 12g，干姜 9g，黄芩 9g，黄连 3g，人参 9g，大枣 4 枚，炙甘草 9g。

功用：寒热平调，散结除痞。

主治：寒热互结之痞证。心下痞（痞塞不通，上下不能交泰），但满而不痛（此为无形之寒热互结，若满且痛，则是痰气互结或是水气互结的有形之邪，治以小陷胸汤），或呕吐，肠鸣不利，舌苔腻而微黄。

方解：此方所治之痞，原是小柴胡汤证误下，损伤中阳，外邪乘虚入内，以致寒热互结，而成心下痞。本方为辛开苦降法的代表方。半夏味辛，性温，散结除痞，又善降逆止呕；干姜辛热以温中散寒，二药辛温散寒邪。黄芩、黄连苦寒以泻热开痞，泻湿热，祛热邪。上四药合为祛邪药组。人参、甘草、大枣甘温益气，补脾虚，缓祛邪药之峻猛，共为扶正药组。《医方考》曰："泻心者，泻心下之邪也。姜、夏之辛，所以散痞气；芩、连之苦，所以泻痞热；已下之后，脾气必虚，人参、甘草、大枣所以补之虚。"

配伍思路：寒热并投，扶正以助祛邪。

现代应用：部分胃炎。

附方：

生姜泻心汤（半夏泻心汤加解表散寒、宣散水气之生姜）：生姜12g，干姜3g，半夏9g，黄芩9g，黄连3g，甘草9g，人参9g，大枣4枚。功用：和胃消痞，宣散水气。主治：水热互结痞证。心下痞硬，干噫食臭，腹中雷鸣下利等。

甘草泻心汤（半夏泻心汤甘草剂量增大）：甘草12g，黄芩、人参、干姜各9g，黄连3g，大枣4枚，半夏9g。功用：和胃补中，降逆消痞。主治：胃气虚弱痞证。下利日数十行，谷不化（胃气虚弱、不能腐熟水谷），腹中雷鸣，心下痞硬而满，干呕，心烦不得安。

黄连汤：黄连、炙甘草、干姜、桂枝各9g，人参6g，大枣

4 枚，半夏 9g。功用：寒热并用，和胃降逆。主治：上热下寒证。胃中有热，肠中有邪气，腹中痛，欲呕吐者。本方证上热下寒，上热则欲呕，下寒则腹痛，故用黄连清上热，干姜、桂枝温下寒，配合半夏和胃降逆。

第四章　表里双解剂

大柴胡汤

组成：柴胡12g，黄芩9g，大黄6g，枳实9g，半夏9g，生姜15g，芍药9g，大枣4枚。

功用：和解少阳，内泻热结。

主治：少阳阳明合病。往来寒热，胸胁苦满，呕不止（阳明内结之后，腹不通，胃失和降而致呕不止），郁郁微烦（病邪由少阳入里，烦症减轻），心下痞硬，或心下满痛，大便不解或下利（下利为热结旁流），舌苔黄，脉弦数有力。

方解：柴胡清热解表，黄芩清热燥湿，二药清透少阳之邪；大黄轻用，与枳实同泻阳明热结、行气消痞，二药导阳明之邪从下而去。半夏消痞降逆，祛致呕有形之痰湿，重用生姜祛致呕无形之水气寒湿，以治呕逆不止，二药联用可化邪于中，助上四药从表、从下祛邪。芍药柔肝缓急止痛，与大黄相配可治腹中实痛，与枳实相伍可理气和血，除心下急痛；大枣益肝脾，与芍药同扶中气，与生姜和营卫而行津液，并调和诸药。

枳实与厚朴的区别：枳实下气之力强于厚朴，而厚朴化湿之力强于枳实。

配伍思路：从表、从下祛邪。

现代应用：治急性胰腺炎、急性胆囊炎、胆石症等效果很好。

防风通圣散

组成：防风、薄荷叶、麻黄、连翘各6g，桔梗12g，荆芥3g，石膏、黄芩各12g，滑石20g，栀子3g，大黄、芒硝各6g，川芎、当归、白芍各6g，甘草10g，白术3g。

功用：疏风解表，清热通便。

主治：风热壅盛，表里俱实证。憎寒壮热无汗，头目昏眩，目赤睛痛，口苦舌干，咽喉不利，涕唾稠黏，大便秘结，小便赤涩，舌苔黄腻，脉数有力。并治疮疡肿毒、肠风痔漏、鼻赤瘾疹等证。

方解：本方所治之证由外感风邪，内有蕴热，表里皆实所致。方中麻黄、荆芥、防风、薄荷、连翘、桔梗疏风解表；大黄、芒硝泻热通便；滑石、栀子清热利湿；石膏、黄芩清热泻火解毒；当归、白芍、川芎养血和血；白术、甘草益气和中，且甘草能调和诸药。

配伍思路：内清湿热，并从表、从下祛邪。

现代应用：各种全身感染、营养过剩性代谢疾病。

葛根黄芩黄连汤

组成：葛根15g，黄芩9g，黄连9g，甘草6g。

功用：清热燥湿。

主治：协热下利（表热内陷阳明而下利不止）。身热下利（呈喷射状，肛门有热感、臭秽，但无里急后重，即非痢疾），胸脘烦热，口中作渴，喘而汗出，舌红苔黄，脉数或促。

方解：葛根甘辛而平，可解表退热，生发脾胃清阳之气，清热与升清恰制发热下利病机；黄芩、黄连清热燥湿，三药相合，热清湿去而止下利；甘草和中护胃而调和诸药。

配伍思路：直清湿热。

现代应用：急慢性肠胃炎。

疏凿饮子

组成：泽泻 12g，赤小豆 15g，商陆 6g，大腹皮 12g，木通 6g，茯苓皮 15g，秦艽 9g，槟榔 9g，椒目 6g，羌活 9g。

功用：泻下逐水，疏风发表。

主治：阳水实证。遍身水肿，气喘，口渴，二便不利。

方解：泽泻、赤小豆、商陆、大腹皮、木通、茯苓皮利表里之水，秦艽、槟榔、椒目、羌活祛表里之湿，全方利水消肿。

配伍思路：直攻表邪从下、从表而去。

现代应用：多用于体质壮实的水肿治标治疗。

第五章　清热剂

凡以清热药为主组成，具有清热、泻火、凉血、解毒等作用，用以治疗里热证的方剂，统称为清热剂。热多因邪起，“清”法属祛邪法，分为清气分热、清营凉血、清热解毒、清脏腑热、清热祛暑、清虚热六大类。应用原则：①一般在表证已解，热已入里，而且是里热虽盛，但尚未结实的情况下使用。②若邪热在表，应当解表；里热已成腑实，则宜攻下；表邪未解，热已入里，又宜表里双解。③热在气而治血，则必将引邪入里；热在血而治气，则热必难平。

使用注意：①要辨别热证所在的部位，表热与里热的区别关键在于看是否恶寒，“有一分恶寒，便有一分表证”。②辨别热证的真假，如为真寒假热，不可误用寒凉。③辨别热证的虚实，要注意屡用清热泻火之剂而热不退者，乃阴虚火旺，即王冰所说：“寒之不寒是无水也。”此时切忌再用苦寒，以免化燥伤阴，当以甘寒滋阴壮水之法，使阴复则其热自退。④清热剂在遣方用药方面，对于邪热炽盛，服凉药入口即吐者，可凉药热服，或加用少量热药。此反佐之法，意在消除寒热格拒之象。⑤要注意寒凉药久服易败胃或内伤中阳，必要时应配伍健脾和胃之品，以使邪去而不伤阳碍胃。

第一节　清气分热剂

白虎汤

组成：石膏 50g，知母 8g，炙甘草 6g，粳米 9g。

功用：清热生津。

主治：阳明气分热盛证。壮热面赤，烦渴引饮，汗出恶热，脉洪大有力。

方解：本方主治阳明、气分热盛证。凡伤寒化热，内传阳明之经，温病邪传气分，皆能出现本证。里热炽盛，故壮热不恶寒；热灼津伤，故见烦渴引饮；热蒸外越，故汗出；脉洪大有力，为热盛于经所致。因其病变为里热实证，邪已离表，故不可发汗；里热炽盛，尚未致腑实便秘，又不宜攻下；热盛伤津，又不能苦寒直折，以免伤津化燥，愈伤其阴。当以清热生津为法。

石膏甘寒，能清热以治阳明气分内盛之热，并能止渴除烦；知母苦而性寒质润，寒助石膏清热，润助石膏生津，二者相须为用，加强清热生津之功。石膏、知母为常用的治疗阳明经热证的药物。佐以粳米、炙甘草和中益胃，可防止大寒伤中之弊，炙甘草又可调和诸药。本方以身大热、汗大出、口大渴、脉洪大为证治要点。亦可用治无名高热。

配伍思路：甘寒直清，佐以顾护胃气。

现代应用：多用于各种感染性、非感染性发热的配合治疗。

附方：

白虎加人参汤：知母 18g，石膏 50g，甘草（炙）6g，粳米 9g，人参 10g。功用：清热、生津、益气。主治：阳明气分热盛证兼气虚、津伤。

白虎加桂枝汤：知母 18g，石膏 50g，甘草（炙）6g，粳米 6g，桂枝 5 ～ 9g。功用：清热、通络、和营卫。主治：温疟或风湿热痹，即阳明气分热盛证兼肢节疼痛。

白虎加苍术汤：知母 18g，石膏 50g，甘草（炙）6g，粳米 9g，苍术 9g。功用：清热祛湿。主治：湿温病，阳明气分热盛兼湿证。

竹叶石膏汤

组成：竹叶 6g，石膏 50g，麦冬 20g，人参 6g，甘草 6g，粳米 10g，姜半夏 9g。

功用：清热生津，益气和胃。

主治：伤寒、温病、暑病（热性病）余热未清，气津两伤证。身热汗多，心胸烦闷，气逆欲呕，口干喜饮，或虚烦不寐，舌红苔少，脉虚数。

方解：本方所治病证为热病之后，余邪留恋，里热未清而气津已伤，胃气不和所致。方中石膏清热生津、除烦止渴，竹叶清热除烦，麦冬生津，组成清热药组；佐以性温之姜半夏，去性存用以降逆止呕。人参益气，粳米甘平益胃，甘草益气和中兼调和药性，与麦冬共成益气养阴药组。

配伍思路：甘寒清热，益气养阴。

现代应用：多用于感染性疾病后期治疗。

第二节　清营凉血剂

清营汤

组成：水牛角30g，生地黄15g，玄参9g，丹参6g，黄连、竹叶心各3g，麦冬9g，金银花9g，连翘6g。

功用：清营解毒，透热养阴。

主治：热入营分证。身热夜甚（热在营分，至夜间阳气内敛而入里，两阳相加，故热甚），神烦少寐，时有谵语，目常喜开或喜闭，口渴或不渴（由于邪从气分传至营分，目喜开和口渴为气分证的症状，目喜闭和口不渴为营分证的症状，说明邪入里的深入程度，口不渴的原因是邪热入营，蒸腾营阴，营阴上潮于口，故虽津伤却反不口渴），斑疹隐隐，脉数，舌绛而干。

方解：水牛角清热凉血，寒而不遏，且能散瘀，生地黄专于凉血滋阴，麦冬清热养阴生津，玄参长于滋阴降火解毒，四药相合可清营凉血解毒；金银花、连翘清热解毒，清宣透邪，使营分之邪透出气分而解；竹叶用心，专清心热；黄连苦寒，清心泻火；丹参能凉血活血，不仅助水牛角清热凉血，而且可防热与血结。全方均由寒凉之药组成，专清营阴之热毒。

配伍思路：清营分药、清气分药联用，性专力纯。

现代应用：多用于感染性或非感染性发热而致肝肾功能损害阶段。

犀角地黄汤

组成：犀角（水牛角代）30g，生地黄24g，赤芍12g，牡丹皮9g。

功用：清热解毒，凉血散瘀。

主治：①热入血分证：身热谵语，斑色紫黑，舌绛起刺，脉细数；或喜妄如狂，漱水不欲咽，大便色黑易解等。②热伤血络证：高热，吐血，衄血，便血，尿血，舌红绛，脉数。

方解：本证为热毒深陷于血分所致。方中水牛角清心肝而解热毒，直入血分而凉血；生地黄清热凉血，养阴生津；赤芍与丹皮清热凉血，活血化瘀。四药合力，血运热清。

本方与清营汤的区别：两者均以水牛角、生地黄为主，治热入营血证。但清营汤是在清热凉血中伍以清气分之品，以使入营之热转从气分而解，适用于邪初入营尚未动血证。而本方着重清热解毒，凉血散瘀，用治热毒深陷血分而见耗血、动血证。

热入营分与热入血分的区别：①营分：身热夜甚，时有谵语，神烦少寐，斑疹隐隐，舌绛而干，脉数。②血分：身热，谵语，喜妄如狂，斑色紫黑，入血耗津，舌绛起刺，脉细数。

配伍思路：重用清血分药，辅以凉血活血药。

现代应用：多用于发热疾病后期血液系统异常阶段，包括DIC。

附方：

清瘟败毒散：生石膏、生地黄、水牛角、真川连、栀子、桔梗、黄芩、知母、赤芍、玄参、连翘、甘草、牡丹皮、鲜竹叶。

功用：清热解毒，凉血泻火。主治：温疫热毒，气血两燔证。大热渴饮，头痛如劈，干呕狂躁，神昏谵语，或发斑，或吐血，衄血，四肢或抽搐，或厥逆，舌绛唇焦，脉沉细而数，或沉数，或浮大而数。

神犀丹：水牛角、石菖蒲、黄芩、生地黄、金银花、金汁、连翘、板蓝根、淡豆豉、玄参、天花粉、紫草。功用：清热开窍，凉血解毒。主治：温热暑疫，邪入营分证。高热，神昏谵语，斑疹色紫，口咽糜烂，目赤烦躁，舌紫绛。

第三节 清热解毒剂

黄连解毒汤

组成：黄连9g，黄芩、黄柏各6g，栀子9g。

功用：泻火解毒。

主治：三焦火毒热盛证。大热烦躁，口燥咽干，错语不眠；或热病吐血，衄血；或热甚发斑，身热下利，湿热黄疸；外科痈疡疔毒，小便黄赤，舌红苔黄，脉数有力。

方解：黄连大苦大寒、清泻心火、兼泻中焦之火，黄芩清上焦之火，黄柏泻下焦之火，栀子通泻三焦，导热下行，使火热从下（小便）而去。四药合用，苦寒直折，火邪去而热毒解，诸症可愈。本方泻火解毒之力颇强，以大热烦扰，口燥咽干，舌红苔黄，脉数有力为证治要点。但大苦大寒之剂，久服易伤脾胃，非火盛者不宜使用。

配伍思路：苦寒直折。

现代应用：感染性热病。

普济消毒饮

组成：黄芩（酒炒）、黄连（酒炒）各15g，生甘草、玄参、桔梗各6g，连翘、板蓝根、马勃、牛蒡子、薄荷各3g，僵蚕2g，柴胡6g，升麻2g，陈皮6g。

功用：清热解毒，疏风散邪。

主治：大头瘟。恶寒发热，头面红肿焮痛，目不能开，咽喉不利，舌燥口渴，舌红苔白兼黄，脉浮数有力。

方解：大头瘟，乃感受风热疫毒之邪，壅于上焦，发于头面所致。方中重用酒连、酒芩（芩、连酒炒，以使药物作用上达于头部）清热泻火，祛上焦热毒；牛蒡子、连翘、薄荷、板蓝根辛凉，可疏散头面风热；玄参、马勃、僵蚕、甘草、桔梗清热解毒、利咽喉；升麻、柴胡疏散风热，并引诸药上达头面，且寓“火郁发之”之意；佐陈皮理气而疏通壅滞，行气助药力。

配伍思路：清热解毒，向上、从表疏风散邪。

现代应用：腮腺炎或头面部、上呼吸道感染。

凉膈散

组成：连翘18g，栀子、薄荷、黄芩各5g，川大黄、厚朴、芒硝、甘草各9g，竹叶7片，蜂蜜少许。

功用：泻火通便，清上泻下。

主治：上、中二焦火热证。胸膈烦热，烦躁口渴，面赤唇焦，口舌生疮，或咽痛吐衄，便秘溲赤，或大便不畅，舌红苔黄，脉滑数。

方解：方中重用连翘，清热解毒，配黄芩以清胸膈郁热，栀子通泻三焦，引火下行，薄荷、竹叶轻清疏散，五药共解上焦、胸膈邪热；大黄、芒硝泻火通便，使热从下而去，佐以甘草、蜂蜜，既能缓和硝、黄峻泻之力，又能存胃津，润燥结，和诸药。

配伍思路：清上泻下以祛湿热、火热之邪。

现代应用：多用于治疗感染，辨证属湿热型。

仙方活命饮

组成：金银花25g，贝母、天花粉、赤芍、当归尾、甘草、皂角刺、穿山甲、乳香、没药、白芷、防风各6g，陈皮9g。

功用：清热解毒，消肿溃坚，活血止痛。

主治：痈疡肿毒初起。红肿焮痛，或身热凛寒，苔薄白或黄，脉数有力。

方解：重用金银花，清热解毒；天花粉、贝母清热排脓；白芷、防风透达营卫，疏风解表，又可散结消肿；当归尾、赤芍、乳香、没药、橘皮行气活血，消肿止痛；穿山甲、皂角刺通行经络，溃坚决痈；甘草清热解毒，调和诸药。煎药加酒者，借其通瘀而行周身，助药力直达病所。

配伍思路：清热解毒、行血消散以消肿溃坚。

现代应用：用于各种疮疡疖肿的辅助治疗。

附方：

五味消毒饮：金银花20g，野菊花、蒲公英、紫花地丁、紫背天葵子各15g。功用：清热解毒，消散疔疮。主治：疔疮初起，发热恶寒，疮形如粟，坚硬根深，状如铁钉，以及痈疡疖肿，红肿热痛，舌红苔黄，脉数。

四妙勇安汤：金银花、玄参各90g，当归30g，甘草15g。功用：清热解毒，活血止痛。主治：脱疽。热毒炽盛，患肢暗红，微肿灼热，溃烂腐臭，疼痛剧烈，或见发热口渴，舌红脉数。注意：减量则无效。本方治疗的是血管闭塞性脉管炎，初期症状是脚趾发热，暗红，趺阳脉弱。

第四节 清脏腑热剂

导赤散

组成：生地黄、生甘草梢各6g，木通3～6g，入竹叶共煎。

功用：清心利水养阴。

主治：心经火热证。心胸烦热，口渴面赤，意欲饮冷，以及口舌生疮；或心热移于小肠，症见溲赤涩刺痛，舌红，脉数。

方解：本证为心经蕴热或移于小肠所致。生地黄入心、肾经，甘凉而润，清心热而凉血滋阴；竹叶甘淡，清心除烦；木通入心与小肠经，味苦性寒，清心降火，利水通淋，导热邪从下而去；生甘草梢清热益气阴，防木通利水太过。诸药合用，使心热通过上清与下利治法而除。

本方为钱乙之方，其本意是根据小儿稚阴稚阳，易寒易热，易虚易实，病变快速的特点，治实证当防其虚，治虚证应防其实。后世以“水虚火不实”括之。

配伍思路：清热并导热下行。

现代应用：口舌生疮或尿路感染。

附方：

清心莲子饮：黄芩、麦冬、地骨皮、车前子、炙甘草各10g，石莲肉、白茯苓、炙黄芪、人参各15g。功用：清心火，益气阴，止淋浊。主治：心火偏旺，气阴两虚，湿热下注证。遗精淋浊，血崩带下，遇劳则发；或肾阴不足，口舌干燥，烦躁发热等。

龙胆泻肝汤

组成：龙胆草6g，柴胡6g，生地黄6g，黄芩9g，栀子9g，当归3g，生甘草6g，泽泻9g，木通6g，车前子6g。

功用：清肝胆实火，泻下焦湿热。

主治：①肝胆实火上炎证：头痛（裂痛），目赤胁痛，口苦，耳聋，耳肿等，舌红苔黄，脉弦数有力。②肝胆湿热下注证：阴肿、阴痒、阴汗，小便淋浊，或妇女带下黄臭等，舌红苔黄腻，脉弦数有力。

方解：本证由于肝胆经实火上炎，或湿热循经下注所致。治宜清肝胆实火，泻下焦湿热。龙胆草归肝、胆经，大苦大寒，能上清肝胆实火，下泻肝胆湿热；黄芩、栀子苦寒，归肝、胆、三焦经，泻火解毒，燥湿清热；柴胡入肝、胆经，可散肝胆郁热。湿热壅滞下焦，故用渗湿泻热的车前子、木通、泽泻导湿热下行，使邪有出路，从水道而去。肝为藏血之脏，肝经实火，易伤阴血，所用的药物又有苦燥渗利伤阴之品，故用生地黄养阴，当归补血并助药运，甘草为使，一可缓苦寒之品，防其伤胃，二可调和诸药，使祛去而不伤正。

配伍思路：苦寒直折药与利尿泻下药协同以祛湿热。

现代应用：中耳炎、肝炎、阴痒、阴汗、阳痿、遗精、带下等属肝经湿热者。

左金丸

组成：黄连9g，吴茱萸1.5g。黄连与吴茱萸的用量比例为6∶1。

功用：清泻肝火，降逆止呕。

主治：肝火犯胃证。胁肋疼痛，嘈杂吞酸，呕吐口苦，舌红苔黄，脉弦数。

方解：心为肝之子，肝火易累及心。方中重用大苦大寒之黄连，清泻肝、心之火。但纯用苦寒又恐郁结不开，日久又重新郁而化火。吴茱萸味辛，性温热，归肝、肾、脾、胃经，性散而降，善于散阴寒，佐以少量可散寒结，降肝气，助黄连和胃降逆。因有大量黄连的寒性制之，故只保留其降逆止呕的作用，而去其温热之性，“去性存用”也。

配伍思路：以少量阳药（动力药）协同阴药（清热燥湿药）泻肝经湿热。

现代应用：胆汁反流性胃炎、肝炎、胆囊炎等。

泻白散（泻肺散）

组成：地骨皮、桑白皮各15g，炙甘草3g，入粳米一撮共煎服。

功用：清泻肺热，平喘止咳。

主治：肺热咳喘证。气喘咳嗽，皮肤蒸热，日晡尤甚，舌红苔黄，脉细数。

方解：本证为肺有伏火郁热所致。桑白皮甘寒，泻肺伏火（亦可泻肺中之水饮），平喘止咳；地骨皮甘寒入肺，助桑白皮泻肺热，且有养阴之功。二药相合，清泻肺火，以复肺气之肃降。炙甘草、粳米养胃和中，以扶肺气，“培土生金”之义。

配伍思路：清泻肺热祛邪，扶胃气以助之。

现代应用：呼吸系统感染。

苇茎汤

组成：苇茎60g，薏苡仁30g，冬瓜仁24g，桃仁9g。

功用：清肺化痰，逐瘀排脓。

主治：肺痈。身有微热，咳嗽痰多，甚则咳吐腥臭脓血，胸中隐隐作痛，舌红，苔黄腻，脉滑数。

方解：肺痈是由于热毒壅肺，痰瘀互结所致。苇茎甘寒轻浮，善清肺热，为治肺痈必用之品；冬瓜仁清热化痰，利湿排脓，能清上彻下，与苇茎相配则清肺宣壅，涤痰排脓；薏苡仁甘淡微寒，上清肺热而排脓，下利肠胃而渗湿；桃仁活血逐瘀，且润燥滑肠，可泻痰瘀从大便而解。四药合力，使痰瘀从肺、大肠而出。

配伍思路：从上、从下祛邪。

现代应用：肺脓肿或其他肺部感染。

清胃散

组成：生地黄、当归身各6g，牡丹皮9g，黄连6g，升麻9g。

功用：清胃凉血。

主治：胃火牙痛。牙痛牵引头痛，面颊发热，其齿喜冷恶热；或牙宣出血；或牙龈红肿溃烂；或唇舌颊腮肿痛；口气热臭，口干舌燥，舌红苔黄，脉滑数。

方解：本证为胃有积热，热循足阳明经脉上攻所致。方中以苦寒之黄连直泻胃府之火，清火起之源；生地黄清热凉血滋阴，丹皮清热凉血，皆助黄连泻胃火；升麻清热解表，升而能散，使上攻之火从表、从上而散，可宣达郁遏之伏火；胃热则阴血必损，故佐以当归养血和血。

配伍思路：以清散法祛邪。

现代应用：口腔炎、牙周炎、三叉神经痛属于胃火上攻者。

玉女煎

组成：石膏15～30g，熟地黄9～30g，麦冬6g，知母、牛膝各5g。

功用：清胃热，滋肾阴。

主治：胃热阴虚证。头痛，牙痛，齿松牙衄，烦热口渴，舌红，苔黄而干。亦治消渴、消谷善饥等。

方解：本证为少阴不足（肾阴虚），阳明有余（胃火旺）所致。重用石膏清胃火之有余，熟地黄滋肾水之不足；知母质润，虚热、实热皆清，麦冬清热养阴，二药助石膏清胃泻火；熟地黄滋肾阴，泻相火；牛膝滋肝肾，导热、引血下行，故可降上炎之火，止上溢之血。五药相合，胃热得清，肾虚得补。

配伍思路：清热、滋阴并用。

现代应用：牙龈炎、口腔炎、舌炎、糖尿病等辨证属于胃热肾阴虚者。

芍药汤

组成：白芍 15 ～ 20g，当归 9g，黄连 5 ～ 9g，槟榔、木香、甘草（炒）各 5g，大黄 6g，黄芩 9g，官桂 2 ～ 5g。

功用：清热燥湿，调气和血。

主治：湿热痢疾。腹痛，便脓血，赤白相兼，里急后重，肛门灼热，小便短赤，舌苔黄腻，脉弦数。

方解：本证为湿热壅滞肠中所致。湿热下注大肠，壅滞气机，肠中积滞不化，湿热与气血瘀滞相搏，而成下痢脓血。重用白芍柔肝止痛，当归补血活血，增强止痛之力；黄连、黄芩苦寒，清燥肠中成痢之热湿；大黄苦寒攻下，泻肠中之湿热，使积滞、瘀血去，则下痢可止，此为“通因通用”之法；木香、槟榔行气导滞，增强祛邪之功；反佐少量辛热之肉桂，可防止苦寒伤中与冰伏湿热之邪；甘草益气和中，调和诸药。

配伍思路：清燥、祛下湿热。

现代应用：细菌性痢疾、阿米巴痢疾、过敏性结肠炎、急性肠炎等辨证属湿热者。

附方：

黄芩汤：黄芩9g，芍药9g，甘草（炙）3g，大枣4枚。功用：清热止痢，和中止痛。主治：热泻热痢。身热口苦，腹痛下利，舌红苔黄，脉数。

香连丸：黄连二十两，用吴茱萸十两，同炒令赤，去吴茱萸不用，木香四两八钱八分。功用：清热燥湿，行气化滞。主治：湿热痢疾，脓血相兼，腹痛，里急后重等。

白头翁汤

组成：白头翁15g，黄柏12g，黄连6g，秦皮12g。

功用：清热解毒，凉血止痢。

主治：热毒痢疾（兼高热）。腹痛，里急后重，肛门灼热，下痢脓血，赤多白少，渴欲饮水，舌红苔黄，脉弦数。

方解：白头翁苦寒入血分，清热解毒，凉血止痢；黄连苦寒，清热解毒，燥湿厚肠；黄柏泻下焦湿热，上药共奏燥湿止痢之效。秦皮苦寒性涩，清热解毒兼涩肠止泻。四药并用，清热毒，祛湿热，热毒痢止。

配伍思路：专用清热解毒、凉血止痢之药，直指主要病机。

现代应用：细菌性痢疾、阿米巴痢疾等辨证属于热毒偏盛者。

第五节　清热祛暑剂

六一散

组成：滑石 18g，甘草 3g。滑石与甘草的用量比例为 6∶1。

功用：清暑利湿。

主治：暑湿证。身热烦渴，小便不利，或泄泻。

方解：滑石质重而滑，淡能渗湿，寒能清热，滑能利窍，既能清心解暑热，又能渗湿利小便；以甘草益气和中，防泻太过。

配伍思路：针对主症，抓主要矛盾。

现代应用：多用于中暑、夏天感冒。

附方：

益元散：六一散加朱砂。功用：清心解暑，兼能安神。主治：暑湿证兼心悸、失眠多梦者。

碧玉散：六一散加青黛。功用：清解暑热。主治：暑湿证兼有肝胆郁热者。

鸡苏散：六一散加薄荷。功用：疏风解暑。主治：暑湿证兼微恶风寒、头痛头胀、咳嗽不爽者。

桂苓甘露饮

组成：茯苓 15g，甘草 6g，白术 12g，泽泻 15g，官桂 3g，石膏 30g，寒水石 30g，滑石 30g，猪苓 15g。

功用：清暑解热，化气利湿。

主治：暑湿证。发热头痛，烦渴引饮，小便不利，霍乱吐下。

方解：注意其组成，本方由五苓散（茯苓、猪苓、泽泻、白术、桂枝）、六一散（滑石、甘草）、石膏、寒水石组成。重用石膏、寒水石、滑石清热解暑；茯苓、猪苓、泽泻利湿；白术、桂枝行气化湿，桂枝尚有解表作用；甘草和中护胃气。

配伍思路：以清、利法祛暑湿。

现代应用：暑热感冒或胃肠炎等。

清暑益气汤

组成：西洋参5g，石斛15g，麦冬9g，黄连3g，竹叶6g，荷梗6g，知母6g，甘草3g，粳米15g，西瓜翠衣30g。

功用：清热解暑，益气养阴生津。

主治：暑热气津两伤。身热汗多，口渴心烦，小便短赤，体倦少气，精神不振，脉虚数。

方解：方中以西洋参益气生津、养阴清热，石斛、麦冬助西洋参养阴生津；甘草、粳米益气，与前一药组共达扶正之功。西瓜翠衣、荷梗清热解暑；知母苦寒质润，滋阴泻火；竹叶清热除烦；黄连苦寒，燥湿泻火，以助清热祛暑之力。五药相合，清热泻火，祛湿邪。

配伍思路：清热解暑药与益气养阴生津药协同作用。

现代应用：暑热外感。

附方：

清暑益气汤《脾胃论》：黄芪、苍术、升麻各6g，人参、炒神曲、橘皮、白术各3g，麦冬、当归身、炙甘草各2g，青皮1.5g，黄柏2g。功用：清暑益气，除湿健脾。主治：平素气虚，又受暑湿，身热头痛，口渴自汗，四肢困倦，不思饮食，胸满身重，大便溏薄，小便短赤，苔腻，脉虚者。方中人参、黄芪、炙甘草、炒神曲、白术、苍术、橘皮、青皮益气（补气理气）健脾化湿；黄柏清热燥湿，与白术、苍术、橘皮、青皮协力祛湿；当归身补血助益气；麦冬滋阴清热；升麻解表散热。

第六节　清虚热剂

青蒿鳖甲汤

组成：青蒿6g，鳖甲15g，生地黄12g，知母6g，牡丹皮9g。

功用：养阴透热。

主治：温病后期，邪伏阴分证。夜热早凉，热退无汗，舌红苔少，脉细数。

方解：热病后期正虚邪存伏于阴，入夜卫阳潜阴与邪争则发热；热病伤阴，汗失其源，白昼卫阳回表则热退无汗。方中用鳖甲入至阴之分，滋阴退热，入络搜邪；青蒿芳香，清热透络，引邪外出，两味相合，有先入后出之妙，“青蒿不能直入阴分，有鳖甲领之入也；鳖甲不能独出阳分，有青蒿领之出也”。生地黄甘凉，滋阴凉血；知母苦寒，滋阴降火，泻气分之热；牡丹皮辛苦性凉，泻血分之伏火。

配伍思路： 清、透法祛气血之伏热。全方五味清热药中，四味可清虚热，均为寒凉之药，药性专一。

现代应用： 感染性疾病后期自觉发热者。

清骨散

组成： 银柴胡 5g，胡黄连、秦艽、鳖甲、地骨皮、青蒿、知母各 3g，甘草 2g。

功用： 清虚热，退骨蒸。

主治： 虚劳发热。骨蒸潮热，或低热日久不退，形体消瘦，唇红颧赤，困倦盗汗，或口渴心烦，舌红少苔，脉细数。

方解： 银柴胡、胡黄连、秦艽、鳖甲、地骨皮、青蒿、知母清虚热，甘草和药性。

配伍思路： 集中应用清虚热药，药性单一，目标集中。

现代应用： 用于结核或其他感染性疾病的后期退热治疗。

当归六黄汤

组成： 黄芩、黄连、黄柏、当归、生地黄、熟地黄各 6g，黄芪 12g。

功用： 滋阴泻火，固表止汗。

主治： 阴虚火旺之盗汗。发热盗汗，面赤心烦，口干唇燥，大便干结，小便黄赤，舌红苔黄，脉数。

方解： 本证因湿热、火毒之邪蒸于阴液而汗出。黄芩、黄连、黄柏苦寒燥湿，泻火祛邪。当归、生地黄、熟地黄入肝肾经而滋阴养血，倍用黄芪益气实卫固表止汗，又可合当归、熟地黄以益气养血，四药扶正助祛邪，并防外邪复侵。诸药合力，使正复邪去而汗止。

配伍思路：滋阴益气法与燥湿泻火法联用。

现代应用：湿热伏内之各种盗汗、低热疾病。

第六章　温里剂

凡以温热药为主组成，具有温里助阳、散寒通脉等作用，用于治疗外寒入里或寒从中生的里寒证方剂，统称为温里剂，可分为温中祛寒、回阳救逆、温经散寒三大类。使用注意：①温里剂多由辛温燥热之品组成，适用于阳虚的里寒证候。运用时当辨别寒证所在的部位，尤其应注意辨清寒热之真假。②温热药属阳，是代谢激动剂，其起效需要相应的阴性物质基础，即需“阴中求阳”。③若平素火旺，要注意小儿的“三有余，四不足”，即心、肝、阳常有余，肺、肾、脾、阴常不足之人，或属阴虚失血之体，或夏天炎暑之季，或南方温热之域，剂量一般宜轻，且要中病即止。若冬季气候寒冷，或素体阳虚之人，剂量可以适当加大。④若阴寒太盛，或真寒假热，服药入口即吐者，此为格拒，可少佐苦寒或咸寒之品，或冷服，以免格拒不纳，此即“寒因寒用”反佐之法。

第一节　温中祛寒剂

小建中汤

组成：饴糖 30g，芍药（酒炒）18g，炙甘草 6g，大枣 4 枚，桂枝 9g，生姜 9g。

功用：温中补虚，和里缓急。

主治：虚劳里急证。腹中时痛，喜温喜按，舌淡苔白，脉细弦；或虚劳而心悸，虚烦不宁，面色无华；或手足烦热，咽干口燥等。

方解：本方由桂枝汤倍芍药，重加饴糖组成。方中以饴糖甘温质润入脾，益脾气并养脾阴，温中焦而缓急止痛；芍药酒炒后性趋温，养阴而缓肝急；炙甘草甘温益气，合芍药酸甘化阴，柔肝益脾合营；大枣补脾益气。桂枝温阳而祛虚寒，生姜温胃散寒，二药相合，既助运前四药之补，又使寒邪得散，补虚温中而愈疾病。方中桂枝温阳气，芍药益阴血，二者相合，可以调和营卫。生姜温阳，大枣益阴，亦为一对调和营卫之药对。炙甘草的作用有三：一可补中益气，补气血生化之源；二可与桂枝辛甘化阳；三可与芍药酸甘化阴。

配伍思路：阴药补虚，阳药助运。

现代应用：慢性胃炎等消化系统的虚损疾病。

附方：

黄芪建中汤：小建中汤加黄芪 9g。功用：温中补气，和里缓急。主治：虚劳里急，诸不足。本方补气之力较小建中汤强。

当归建中汤：小建中汤加当归12g。功用：温补气血，缓急止痛。主治：产后腹痛。产后虚羸，腹中疼痛不止，吸吸少气，或小腹拘急，痛引腹背，不能饮食。本方补血活血之力较小建中汤强。

大建中汤：蜀椒6g，干姜12g，人参6g。功用：温中补虚，降逆止痛。主治：虚寒腹痛。心胸中大寒，呕不能食，腹中寒上冲皮起，见有头足，上下痛而不可触近，舌苔白滑，脉细紧，甚则肢厥脉伏，或腹中辘辘有声。本方温阳散寒之力较小建中汤更强。

理中丸

组成：人参、干姜、甘草（炙）、白术各9g。

功用：温中散寒，补气健脾。

主治：脾胃虚寒证。脘腹疼痛，喜得温按，自利不渴，畏寒肢冷，呕吐，不欲饮食，舌淡苔白，脉沉细；或阳虚失血；或小儿慢惊；或病后喜唾涎沫，或霍乱吐泻，以及胸痹等中焦虚寒所致者。

方解：干姜大辛大热，归脾、胃经，温中祛寒，扶阳抑阴；病属虚证，虚则补之，以人参甘温入脾，补中益气，培补后天之本，气旺而阳亦复；脾胃湿土，中虚不运，必生寒湿，故以甘苦温燥之白术，燥湿健脾，健运中州；炙甘草性温具补，补脾益气，调和诸药。

配伍思路：对证补虚。

现代应用：虚寒型胃肠疾病。

附方：

附子理中丸：人参、白术、干姜、甘草、附子各9g。功用：温阳祛寒，益气健脾。主治：脾胃虚寒，风冷相乘，脘腹疼痛，霍乱吐利转筋等。此方脾肾双补，通过附子补肾阳来补脾之阳。

桂枝人参汤：桂枝12g，炙甘草9g，人参9g，干姜9g。功用：温里解表，益气健脾。主治：太阳病，外证未除而数下之，遂协热下利，利下不止，心下痞硬，表里不解。

吴茱萸汤

组成：吴茱萸9g，人参9g，大枣4枚，生姜18g。

功用：温中补虚，降逆止呕。

主治：虚寒呕吐。食谷欲呕，畏寒喜热，或胃脘痛，吞酸嘈杂；或厥阴头痛，干呕，吐涎沫；或少阴吐利，手足逆冷，烦躁欲死。

方解：虚寒呕吐有阳明、厥阴、少阴之别，以阳明、厥阴为多见，与胃中虚寒、浊阴上逆有关。吴茱萸味辛，性热，归肝、肾、脾、胃经，既可温胃止呕，又可温肝降逆，更可温肾以治吐利，一药而三病皆宜，用之为主药；相须生姜温胃散寒，降逆止呕；予人参、大枣补脾益气。四药合力，使正复寒去。

配伍思路：益气补虚与散寒降逆两法协力。

现代应用：受凉后加重的呕吐及胃肠疾病。

附方：

小半夏汤：半夏15g，生姜10g。功用：和胃止呕，散饮降逆。主治：呕反不渴，心下有支饮者，以及诸呕吐谷不得下者。

第二节　回阳救逆剂

主治阳气衰微，阴寒内盛，甚至阴盛格阳或戴阳证。症见四肢厥逆，手冷过肘，足冷过膝，精神萎靡，恶寒蜷卧，下利清谷，甚则大汗淋漓，脉微细或脉微欲绝等。

四逆汤

组成：附子 15g，干姜 9g，炙甘草 6g。

功用：回阳救逆。

主治：少阴病。四肢厥逆，恶寒蜷卧，呕吐不渴，腹痛下利，神衰欲寐，舌苔白滑，脉微；或太阳病误汗亡阳。

方解：附子大辛大热，温肾壮阳，祛寒救逆；干姜温中散寒，助阳通脉。两者相须为用，助阳散寒之力尤大，故有“附子无姜不热”之说。炙甘草补脾胃而调诸药，且可缓姜、附燥烈辛散之性，使其阴破阳复，又无暴散之虞。

配伍思路：直投大辛大热之品，祛寒回阳救逆。

现代应用：冷休克。

附方：

通脉四逆汤：炙甘草 6g，附子 20g，干姜 12g。功用：回阳通脉。主治：少阴病。下利清谷，里寒外热（阴盛于内，格阳于外），手足厥逆，脉微欲绝；或身反不恶寒（阳浮外），其人面色赤，或利止，脉不出等。

四逆加人参汤：四逆汤加人参6g。功用：回阳益气，救逆固脱。主治：阴寒内盛，四肢厥逆，恶寒踡卧，脉微而复自下利，利虽止而余证仍在者。

白通汤：葱白4茎，干姜5g，附子15g。功用：通阳破阴。主治：少阴病，下利脉微者。

参附汤：人参12g，附子9g。功用：益气回阳。主治：阳气暴脱。手足逆冷，头晕气短，汗出脉微。

回阳救急汤

组成：熟附子9g，干姜5g，肉桂3g，人参6g，白术9g，茯苓9g，陈皮6g，炙甘草5g，半夏（制）9g，姜3片，麝香3厘，五味子3g。

功用：回阳救急，益气生脉。

主治：寒邪直中三阴，真阳衰微证。恶寒踡卧，四肢厥冷，吐泻腹痛，口不渴，神衰欲寐，或身寒战栗，或指甲口唇青紫，或吐涎沫，舌淡苔白，脉沉微，甚或无脉等。

方解：此病证不但有寒邪直中，还有阳气衰微，治宜回阳救逆，益气生脉。生附子性猛毒大，至虚之体恐难承载，故予较缓之熟附子合干姜、肉桂回阳救逆，温阳祛寒；用六君子汤（人参、白术、茯苓、甘草、陈皮、半夏）补益脾胃，固守中州，并除阳虚水湿不化所生之痰饮；予麝香三厘斩关夺门，通行十二经脉，且与五味子之酸收相配，则发中有收，使诸药速布周身，而无虚阳散越之弊。且人参与五味子相合，有益气生脉之功。本方即四逆汤合六君子汤，再加肉桂、五味子、麝香、生姜组成。

配伍思路：回阳温通为主，益气补阴为辅。

现代应用：低能量代谢状态、冷休克等。

第三节　温经散寒剂

当归四逆汤

组成：当归12g，芍药9g，炙甘草6g，大枣8枚，桂枝9g，细辛3g，通草6g。

功用：温经散寒，养血通脉。

主治：血虚寒厥证。手足厥寒，口不渴，或腰、股、腿、足疼痛，舌淡苔白，脉沉细或细而欲绝。

方解：当归补血和血为主药，与芍药、炙甘草、大枣温补气血，使静脉有所充，与桂枝、细辛、通草温通血脉，使血运有力。补药组与通药组相合，使阴血充，客寒除，阳气振，经脉通，手足温。通草的作用细分有三：一是性味苦寒，可防桂枝、细辛温燥伤阴；二是其为心经之引经药；三是其能降火通利，可防细辛鼓动太过，又可通血脉、利关节，使经脉之气血畅行无阻。

四逆散、四逆汤、当归四逆汤三方的异同点：四逆散治阳郁厥逆，传经热邪入里，阳气闭郁不达四末，其冷在肢端，症见四肢欠温，较轻，尚可见身热，脉弦等症。四逆汤、当归四逆汤均治寒厥，但前者主治少阴病阴寒内盛，阳衰之极，肢冷过肘膝，一身虚寒之象；而当归四逆汤是由于肝血不足，血虚寒凝于经脉，其病在经不在脏，其肢厥程度亦较四逆汤为轻，并见血虚舌淡、脉细等。“四逆汤全在回阳起见，四逆散全在和解表里起见，当归四逆汤全在养血通脉起见。”

配伍思路：补阴充脉，温阳行脉。

现代应用：脉管炎、冻疮等。

黄芪桂枝五物汤

组成：黄芪 9g，芍药 9g，大枣 4 枚，桂枝 9g，生姜 18g。

功用：益气温经，和血通痹。

主治：血痹。肌肤麻木不仁，脉微涩而紧。

方解：黄芪、芍药、大枣益气养血，生姜、桂枝散寒通脉。芍药和桂枝、大枣和生姜是阴阳药对。

配伍思路：黄芪、芍药、大枣补气血；桂枝、生姜温阳通脉，从表散风寒湿。

现代应用：肌萎缩、糖尿病并发症、中风后遗症等。

阳和汤

组成：熟地黄 30g，鹿角胶 9g，肉桂 3g，姜炭 2g，麻黄 2g，白芥子 6g，生甘草 3g。

功用：温阳补血，散寒通凝。

主治：阴疽。漫肿无头，皮色不变，酸痛无热，口中不渴，舌淡苔白，脉沉细或迟细；或贴骨疽、脱疽、流注、痰核、鹤膝风等属于阴寒者。

方解：阴疽多由素体阳虚，营血不足，寒凝湿滞，痹阻于肌肉、筋骨、血脉所致，本证虚是“本”，寒是“标”。方中重用熟地黄，大补阴血，填精益髓；配以血肉有情之鹿角胶，补肾助阳，强壮筋骨，两者合用，养血助阳，以治其本；姜炭、肉桂温通血脉助运，散寒凝湿滞。麻黄辛温达卫，宣通经络，引阳气，开寒结；白芥子可祛皮里膜外之寒痰湿滞，二药施小量可畅通邪从表出之路径。甘草生用，解毒而调诸药。

配伍思路：温阳补血于内，行祛寒凝湿滞于外。

现代应用：坏疽、冻疮等。

第七章　理气剂

凡以理气药物为主组成，具有行气或降气作用，以治疗气滞或气逆病证的方剂，统称为理气剂，分为行气和降气两大类。气滞而兼气逆者，宜行气与降气并用；若兼气虚者，则需配伍补气之品，以虚实兼顾。理气剂多属芳香辛燥之品，易伤津耗气，应用适可而止，慎勿过剂，尤其对年老体弱者或阴虚火旺者以及孕妇等，均当慎用。

第一节　行气剂

越鞠丸

组成：香附、川芎、苍术、神曲、栀子各 6g。

功用：行气解郁。

主治：郁证。胸膈痞闷，脘腹胀痛，嗳腐吞酸，恶心呕吐，饮食不消等。

方解：香附行气解郁，以治气郁；川芎为血中之气药，既可活血祛瘀，以治血郁，又可助香附行气解郁之功；栀子清热泻火，以治火郁；苍术燥湿运脾，以治湿郁；神曲消食导滞，以治食郁。

配伍思路：行气血、祛积聚之邪，除致郁之因。

现代应用：抑郁症或慢性胃炎、胆囊炎等。

柴胡疏肝散

组成：柴胡、陈皮各6g，香附、川芎、枳壳、芍药各5g，炙甘草3g。

功用：疏肝解郁，行气止痛。

主治：肝气郁滞证。胁肋疼痛，或寒热往来，嗳气太息，脘腹胀满，脉弦。

方解：柴胡入肝、胆经，既疏肝解郁，又促少阳之邪透表而出；香附、川芎行气活血止痛而疏肝；陈皮、枳壳理气行滞。前五药为行药，为阳药。芍药、甘草养血柔肝，缓急止痛，为阴药，防行药耗散太过。

配伍思路：补气血药与行气药配伍，补疏相互为用。

现代应用：胁肋部疼痛。

四磨汤

组成：人参6g，槟榔9g，沉香6g，天台乌药6g。

功用：行气降逆，宽胸散结。

主治：肝气郁结证。胸膈胀闷，上气喘急，心下痞满，不思饮食。

方解：人参补气扶正；槟榔行气消痞散结；沉香降气平喘；乌药暖肝散寒，散郁结。

配伍思路：降气，从下祛痰湿寒气，补气以助之。

现代应用：情志相关性慢性阻塞性肺炎、哮喘等疾病。

瓜蒌薤白白酒汤

组成：瓜蒌实 24g，薤白 12g，白酒适量。

功用：通阳散结，行气祛痰。

主治：胸痹。胸中闷痛，甚至胸痛彻背，喘息咳唾，短气，舌苔白腻，脉沉弦或紧。

方解：瓜蒌实理气宽胸，涤痰散结；薤白温通滑利，通阳散结，行气止痛。一祛痰结，一通胸阳，相辅相成，为治胸痹之要药。佐以辛散温通之白酒，行气活血，增强薤白行气通阳之功。

配伍思路：直指病机，通阳散结，行气祛痰。

现代应用：冠心病。

附方：

瓜蒌薤白半夏汤：瓜蒌实 24g，薤白 9g，半夏 12g，白酒适量。功用：通阳散结，祛痰宽胸。主治：胸痹。胸中满痛彻背，背痛彻胸，不能安卧者（痰湿阻滞）。

枳实薤白桂枝汤：枳实 12g，厚朴 12g，薤白 9g，桂枝 6g，瓜蒌实 24g。功用：通阳散结，下气祛痰。主治：胸痹。气结在胸，胸满而痛，心中痞气，气从胁下上逆抢心，舌苔白腻，脉沉弦或紧。

半夏厚朴汤

组成：半夏 12g，厚朴 9g，茯苓 12g，生姜 9g，苏叶 6g。

功用：行气散结，降逆化痰。

主治：梅核气。咽中如有物阻，咯吐不出，吞咽不下，胸膈满闷，或咳或呕，舌苔白润或白腻，脉弦缓或弦滑。

方解：病证为痰，治痰饮不远温，全方五味药皆为温性，目标皆指向痰。半夏辛苦温燥，化痰散结，降逆和胃；厚朴行气化痰，下气除满，助半夏散结降逆；茯苓甘淡渗湿，健脾化痰；生姜辛散温化痰饮，止呕和胃；苏叶芳香通腠理，理气除湿，兼解郁，且助气上行，平衡其他药物降气之势。

配伍思路：行气化痰，祛致病之邪。

现代应用：慢性咽喉炎。

枳实消痞丸

组成：枳实 15g，厚朴 12g，半夏曲 9g，干姜 3g，黄连 6g，麦芽曲、白茯苓、白术、炙甘草各 6g，人参 9g。

功用：行气消痞，健脾和胃。

主治：脾虚气滞，寒热互结证。心下痞满，不欲饮食，倦怠乏力，大便失调。

方解：枳实辛温行气消痞；厚朴辛苦性温而下气除满；苦寒之黄连清热燥湿以泻痞；半夏辛温和胃而散结除痞；干姜温中祛寒。五药相合，寒温并用，温多寒少，行气消痞，辛开苦降。麦芽消食和胃，人参、茯苓、白术、炙甘草补气祛湿，共达健运脾胃的目的。方中重用枳实、厚朴，且黄连之量大于干姜，故本方消重于补，寒大于温，其治当属实多虚少，热重寒轻之证。

配伍思路：行气消痰祛邪，益气健脾扶正。

现代应用：慢性胃肠炎。

厚朴温中汤

组成：厚朴、陈皮各9g，炙甘草、茯苓、草豆蔻、木香各5g，干姜2g，生姜3片。

功用：行气温中，燥湿除满。

主治：寒湿气滞证。脘腹胀满或疼痛，不思饮食，舌苔白腻，脉沉弦。

方解：厚朴辛苦温燥，辛散行气以消胀，苦温燥湿以除满；草豆蔻辛温芳香，温中散寒，燥湿健脾；陈皮、木香行气宽中以消胀除满；茯苓、甘草渗湿健脾而和中；干姜温中散寒；生姜散表寒。

配伍思路：全方均为温药，行气除寒湿是配伍目标。

现代应用：用于治疗急慢性胃肠炎、胃溃疡、胃肠功能紊乱、食欲下降、腹泻、便秘等辨证属脾胃气滞寒湿者。

良附丸

组成：高良姜、香附子各9g。

功用：行气疏肝，祛寒止痛。

主治：气滞寒凝证。胃脘疼痛，胸闷胁痛，畏寒喜热，以及妇女痛经。

方解：高良姜温中散寒止痛，香附子行气止痛。

配伍思路：行气散寒，去除疼痛主因。

现代应用：与受凉相关的胃脘痛或痛经。

金铃子散

组成：金铃子、延胡索各 9g。

功用：疏肝泻热，活血止痛。

主治：肝郁化火证。心胸胁肋诸痛，时发时止，口苦，舌红苔黄，脉弦数。

方解：金铃子苦寒入肝经，疏肝气，泻肝火；延胡索行气活血止痛。

配伍思路：泻热、活血以止痛。

现代应用：湿热性疼痛。

天台乌药散

组成：天台乌药 12g，木香 6g，小茴香 6g，青皮 6g，高良姜 9g，槟榔 9g，川楝子 12g，巴豆 12g（巴豆与川楝子同炒，去巴豆而留川楝子煎汤，加入少量黄酒服用）。

功用：温肝散寒，行气止痛。

主治：小肠疝气。少腹引控睾丸而痛，偏坠肿胀，或少腹疼痛，苔白，脉弦。

方解：小肠疝气多因寒凝肝脉、气机阻滞所致。乌药辛温，行气疏肝，散寒止痛；小茴香暖肝散寒；高良姜散寒止痛；青皮疏肝理气；木香行气止痛。五药共奏温肝散寒、行气止痛之功。槟榔下气导滞，直达下焦而破坚；巴豆炒后之川楝子煎汁再加入少量黄酒，苦寒之性尽去，行气散结之功增强，二药强化行气散结之功。全方药物入肝经，温散之性强大，行气止痛，宜中病即止。

配伍思路：散寒、行气以止痛。

现代应用：寒凝、气机不畅之疼痛。

橘核丸

组成：橘核、海藻、昆布、海带、川楝子、桃仁各9g，木通、厚朴、枳实、木香、延胡索、桂心各6g。

功用：行气止痛，软坚散结。

主治：㿗疝。睾丸肿胀偏坠，或坚硬如石，或痛引脐腹。

方解：本证是以寒湿客于肝经引起的睾丸肿胀为特征。方中橘核苦辛性平，入肝行气，散结止痛，为治疝气之要药，海藻、昆布、海带软坚散结而消肿胀，四药为软坚散结组。川楝子入厥阴气分行气止痛，枳实行气破坚，木香行气散结，厚朴下气除湿，四药为行气药组。桃仁入厥阴血分活血散结以消肿，延胡索活血散结，二药主攻行血。肉桂温肝肾而散寒凝；木通通利血脉而导湿从小便而去，有开门送寇之能。

配伍思路：行气祛湿、软坚散结以去病因。

现代应用：睾丸结核或睾丸炎。

暖肝煎

组成：小茴香6g，肉桂3～6g，乌药6g，沉香3g，茯苓6g，当归6～9g，枸杞子9g。

功用：温补肝肾，行气止痛。

主治：肝肾虚寒之寒疝。睾丸冷痛，或小腹疼痛，畏寒喜暖，舌淡苔白，脉沉迟。

方解：肉桂辛甘大热，温肾暖肝，散寒止痛；小茴香味辛性温，暖肝散寒，理气止痛；乌药、沉香行气散寒止痛。四药同对主症，温阳散寒，理气止痛。当归辛甘温，养血补肝，枸杞子补养肝肾，两药共补肝之血与肾之阴，使前四药温散有源。阳虚阴盛，水湿不化，故用甘淡之茯苓渗湿健脾，使湿邪从下而去；少佐生姜散表寒，并开邪从表散之门。

配伍思路：补肝肾之虚，散肝肾之寒，导邪从表、从下而去。

现代应用：下焦冷痛。

加味乌药汤

组成：乌药、砂仁、木香、延胡索、香附各10g，甘草5g。

功用：行气活血，调经止痛。

主治：痛经。月经前或月经初行时，少腹胀痛，胀甚于痛，或连胸胁乳房胀痛，舌淡，苔薄白，脉弦紧。

方解：此证气滞兼寒，木香、延胡索、香附、乌药、砂仁均为温性，可以行气止痛，五药共投去痛经之源。甘草调和诸药。

配伍思路：行气、散寒以止痛。

现代应用：痛经。

第二节　降气剂

定喘汤

组成：白果9g，麻黄9g，苏子6g，款冬花9g，杏仁9g，半夏9g，桑白皮6g，黄芩6g，甘草3g。

功用：宣肺降气，清热化痰。

主治：哮喘。咳嗽，痰多气急，痰稠色黄，微恶风寒，舌苔黄腻，脉滑数。

方解：平素有热痰，又感风寒邪气，内外合邪，表里同病。麻黄解表宣肺平喘，白果敛肺止咳定喘，二者配伍，散收结合，既可加强其平喘之功，又能防麻黄疏散太过伤气。病理因素主要是痰，治痰不远温，以温性杏仁、苏子、款冬花、半夏降气平喘，化痰止咳；毕竟是热痰，故协用桑白皮、黄芩；甘草调和药性。

配伍思路：化痰，祛致喘之邪以治本，佐白果、麻黄平喘以治标。

现代应用：哮喘、慢性阻塞性肺炎或肺部感染。

旋覆代赭汤

组成：旋覆花9g，代赭石9g，姜半夏9g，人参6g，生姜10g，炙甘草6g，大枣4枚。

功用：降逆化痰，益气和胃。

主治：胃气虚弱，痰浊内阻证。心下痞硬，噫气不除，或反胃呕逆，吐涎沫，舌淡，苔白滑，脉弦而虚。

方解：旋覆花辛温（诸花皆升，旋覆独降），降气化痰、止呕；代赭石甘寒质重，降逆下气；姜半夏化痰散结、止呕。三者配伍，消痰、降逆、止呕，组成祛邪药组。人参、生姜、炙甘草、大枣益气健脾胃，是扶正药组。

配伍思路：降逆化痰以祛邪，益气健脾以扶正。

现代应用：胃肠疾病。

橘皮竹茹汤

组成：橘皮 12g，竹茹 12g，生姜 9g，甘草 6g，人参 3g，大枣 5 枚。

功用：降逆止呃，益气清热。

主治：胃虚有热之呃逆。呃逆或干呕，舌红嫩，脉虚数。

方解：胃虚有热，应补虚与清降同用。竹茹清胃热止呕，橘皮行气化痰以止呕，生姜温胃止呕，参、枣、草合生姜益气和胃，甘草又可调和诸药。

配伍思路：降逆化痰以祛邪，益气健脾以扶正。

现代应用：呃逆或其他热性胃肠疾病。

丁香柿蒂汤

组成：丁香 6g，柿蒂 9g，生姜 6g，人参 3g。

功用：温中益气，降逆止呃。

主治：虚寒呃逆。呃逆不已，胸脘痞闷，舌淡苔白，脉沉迟。

方解：丁香、柿蒂、生姜性温，降逆止呕；人参益胃。

配伍思路：散寒湿、降逆以祛邪，益气健脾以扶正。

现代应用：呃逆或其他寒性胃肠疾病。

苏子降气汤

组成：紫苏子、半夏各9g，前胡、厚朴各6g，肉桂3g，当归6g，炙甘草6g。2片生姜、1个大枣、5片苏叶同煎。

功用：降气平喘，祛痰止咳。

主治：上实下虚（肺有痰浊，肾元亏虚）之咳喘证。痰涎壅盛，咳喘短气，胸膈满闷，腰痛脚软，或肢体浮肿，舌苔白滑或白腻，脉弦滑。

方解：治上实者：苏子、半夏、厚朴、前胡皆为降药，降气化痰；佐少量苏叶，使气机升降相得益彰。治下虚者：①当归可以治咳逆上气，养血润燥以佐制半夏、苏子之辛燥之性，补肝血、滋肝阴以加强肉桂温补下元的作用。②肉桂温补下元、补命火。甘草、生姜、大枣益脾胃，和气血。原书一方用橘红，则燥湿化痰之力更强。若痰涎壅盛，咳喘气逆甚者，则可加沉香，用沉香面1～2g冲服。

配伍思路：降气化痰祛肺邪，补血温阳补下虚。

现代应用：哮喘、慢性阻塞性肺炎、肺心病等。

第八章　理血剂

凡以理血药为主组成，具有活血化瘀或止血作用，治疗瘀血或出血证的方剂，统称为理血剂，分为活血祛瘀和止血两类。

第一节　活血祛瘀剂

桃核承气汤

组成：桃仁 12g，大黄 12g，桂枝 6g，炙甘草 6g，芒硝 6g。

功用：破血下瘀。

主治：下焦蓄血证。少腹急结，小便自利（下焦蓄血而非蓄水，病在血分，膀胱气化正常），甚则谵语烦躁，其人如狂，至夜发热，以及血瘀经闭，痛经，脉沉实而涩者。

方解：本证为太阳不解，传入下焦，瘀热互结所致的下焦蓄血证，治疗的关键是祛除下焦瘀血。方由调胃承气汤加桃仁、桂枝组成。方中桃仁破血祛瘀；桂枝“温经通脉”，“散下焦蓄血”；大黄泻热下瘀积；芒硝软坚散结、泻下。四药相合，使瘀血行而从下去。炙甘草护胃安中，和解诸药。

配伍思路：活血化瘀，导瘀下出。

现代应用：下焦血瘀证。

血府逐瘀汤

组成：桃仁 12g，红花 9g，当归 9g，川芎 5g，赤芍 6g，牛膝 9g，桔梗 5g，柴胡 3g，枳壳 6g，生地黄 9g，甘草 3g。

功用：活血祛瘀，行气止痛。

主治：胸中血瘀证。胸痛，头痛日久，痛如针刺而有定处，或呃逆日久不止，或内热烦闷，或心悸失眠，急躁易怒，入暮潮热，唇暗或两目暗黑，舌暗红或有瘀斑，脉涩或弦紧。

方解：此属瘀血内阻胸部病证，予当归、川芎、赤芍、红花、桃仁、牛膝活血化瘀，其中牛膝引瘀血下行，桃仁导瘀血从大便而出；瘀血可致气机郁滞，予柴胡疏肝解郁、升达清阳，桔梗主升可开宣肺气，枳壳主降可行气宽胸，三药相合可行气解郁、助血行；生地黄凉血清热，合当归又能养阴润燥，使祛瘀不致伤血；甘草调和诸药。

配伍思路：活血化瘀，导瘀下出，行气助之。

现代应用：胸中血瘀证。

附方：

通窍活血汤：桃仁、红花各 9g，川芎、赤芍 3g，老葱 3 根，鲜姜 9g，红枣 7 个，麝香 0.16g，黄酒 250g。功用：活血通窍。主治：头面瘀阻的头痛、昏晕等症。

膈下逐瘀汤：当归、桃仁、红花各 9g，五灵脂、牡丹皮、赤芍、乌药各 6g，延胡索 3g，甘草 9g，枳壳 4.5g，香附 4.5g。功用：活血祛瘀，行气止痛。主治：膈下瘀血，形成积块，或小儿痞块，或肚腹疼痛，痛处不移等。

少腹逐瘀汤：小茴香1.5g，干姜3g，延胡索3g，蒲黄9g，五灵脂6g，没药6g，当归9g，川芎6g，官桂3g，赤芍6g。功用：活血祛瘀，温经止痛。主治：少腹瘀积疼痛，经期少腹胀满，经期不规则，经色紫暗，或瘀血阻滞，久不受孕等。

身痛逐瘀汤：桃仁、红花、当归各9g，川芎6g，五灵脂6g，牛膝9g，香附3g，没药6g，地龙6g，秦艽3g，羌活3g，甘草6g。功用：活血行气，祛瘀通络，通痹止痛。主治：气血闭阻经络所致的身痛，经久不愈者。

补阳还五汤

组成：黄芪120g，当归尾3g，赤芍5g，地龙3g，川芎3g，红花3g，桃仁3g。

功用：补气活血通络。

主治：中风后遗症。半身不遂，口眼㖞斜，语言謇涩，口角流涎，小便频数或遗尿不禁，舌暗淡，苔白，脉缓。

方解：本证以气虚为主，血瘀为次。方中重用黄芪大补脾胃之气，益气活血；当归尾、川芎、赤芍、桃仁、红花活血祛瘀；地龙通经活络。

配伍思路：补气为主，活血为辅。

现代应用：类中风或中风后遗症。

复元活血汤

组成：柴胡9g，酒大黄12g，当归9g，红花6g，穿山甲6g，桃仁 9g，天花粉 9g，甘草 6g。

功用：活血祛瘀，疏肝通络。

主治：跌打损伤。瘀血留于胁下，痛不可忍。

方解：重用酒制大黄荡涤留瘀败血，引瘀下行；柴胡疏肝理气，使气行血行，且可引诸药入肝经。两药合用，一升一降，以攻胁下之瘀滞。当归、桃仁、红花、穿山甲活血祛瘀通络，消肿止痛；天花粉入血分消瘀而续绝伤，清热散结消肿；甘草缓急止痛，调和诸药；加酒煎药，可增强活血通络之力。

配伍思路：重用活血化瘀药解决主要病机，辅以引经药和导邪下行药增强疗效。

现代应用：胸胁部之瘀伤。

温经汤

组成：吴茱萸 9g，桂枝 6g，人参 6g，芍药 6g，麦冬 9g，阿胶 6g，当归 6g，川芎 6g，牡丹皮 6g，生姜 6g，甘草 6g，半夏 6g。

方歌：温经汤用吴萸芎，归芍丹桂姜夏冬，参草益脾胶养血，调经重在暖胞宫。

功用：温经散寒，祛瘀养血。

主治：冲任虚寒，瘀血阻滞证。漏下不止，月经不调，或前或后，或一月再行，或停经不至而见入暮发热，手心烦热，唇口干燥。亦治妇人久不受孕。

方解：吴茱萸、桂枝温经散寒，温阳通脉；当归、川芎、芍药活血祛瘀，养血调经；牡丹皮活血祛瘀，退虚热；经脉不通可生痰湿，予半夏化痰湿、散瘀结，生姜温里散寒，助半夏化痰散结。上药组成温经散寒、活血祛瘀的祛邪药组。阿胶、麦冬养阴润燥清热，可制吴茱萸、桂枝之温燥；人参、甘草益气和中，与生姜共调脾胃。四药组成扶正药组。

配伍思路：温经散寒、活血祛瘀以祛邪；益气养阴血以扶正。

现代应用：寒性、瘀血性妇科疾病。

生化汤

组成：全当归 24g，川芎 9g，桃仁 6g，姜炭 2g，炙甘草 2g。

功用：化瘀生新，温经止痛。

主治：产后瘀血腹痛，恶露不行，小腹冷痛。

方解：全当归补血活血，川芎、桃仁活血，姜炭温经散寒，炙甘草温中、和诸药。

配伍思路：活血化瘀解决主要矛盾。

现代应用：寒性、瘀血性妇科疾病。

桂枝茯苓丸

组成：桂枝、茯苓、桃仁、牡丹皮、芍药各 6g。

功用：活血化瘀，缓消癥块。

主治：瘀阻胞宫证。腹痛拒按，或漏下不止，血色紫黑晦暗，或妊娠胎动不安等。

方解：妇人素有癥块，导致妊娠胎动不安，漏下不止之证，本方属缓消之剂。桂枝温通经脉而行瘀滞；桃仁化瘀消癥；牡丹皮散血行瘀，清退瘀久所化之热；芍药养血和血；茯苓消痰利水，渗湿健脾。诸药合力缓缓活血化瘀，消癥积之证。

配伍思路：缓化瘀积。

现代应用：瘀血性妇科疾病、子宫肌瘤类疾病。

失笑散

组成：五灵脂、蒲黄各 6g。

功用：活血祛瘀，散结止痛。

主治：瘀血停滞。心胸刺痛，脘腹疼痛，或产后恶露不行，或月经不调，少腹急痛等。

方解：五灵脂、蒲黄均可活血化瘀。

配伍思路：药效集中，对证治疗。

现代应用：瘀血性上腹部疼痛。

丹参饮

组成：丹参 30g，檀香、砂仁各 6g。

功用：活血祛瘀，行气止痛。

主治：血瘀气滞，心胃诸痛。

方解：重用丹参活血化瘀，辅檀香、砂仁行气止痛。

配伍思路：药效集中，对证治疗。

现代应用：瘀血性上腹部疼痛。

第二节 止血剂

四生丸

组成：生荷叶 9g，生艾叶 9g，生柏叶 12g，生地黄 15g。

功用：凉血止血。

主治：血热妄行。吐血、衄血，血色鲜红，口干咽燥，舌红或绛，脉弦数。

方解：侧柏叶凉血止血；生荷叶凉血化瘀，治血不留瘀；生地黄凉血清热，养阴生津，去血热妄行之势；生艾叶辛温不燥，止血活血，又可平衡其他三药寒凉之性。

配伍思路：药效集中，对证治疗。

现代应用：热性出血。

咳血方

组成：青黛 6g，海浮石 9g，瓜蒌仁 9g，栀子 9g，生诃子 6g。

功用：清肝宁肺，凉血止血。

主治：肝火犯肺之咳血证。咳嗽痰稠带血，咯吐不爽，心烦易怒，胸胁作痛，咽干口苦，颊赤便秘，舌红苔黄，脉弦数。

方解：肝火犯肺之咳血证，“木火刑金”，本证标在肺，本在肝，治以清肝宁肺，凉血止血。青黛、栀子皆归肝经，泻肝经实火，去咳血之势；瓜蒌仁清热润肺；海浮石清肺化痰，软坚散结；生诃子清热下气，敛肺止咳。五药相合，通过清、润、敛，使热去、咳止、血循经。

配伍思路：清肝肺之热以凉血止血。

现代应用：支气管扩张之咳血。

小蓟饮子

组成：生地黄30g，栀子9g，小蓟15g，蒲黄9g，藕节9g，滑石15g，淡竹叶9g，木通6g，当归6g，炙甘草6g。

功用：凉血止血，利水通淋。

主治：血淋、尿血。尿中带血，小便频数，赤涩热痛，舌红，脉数。

方解：证属热证血淋、尿血。方中重用生地黄，配栀子清热凉血，去血热妄行之势；再予小蓟凉血止血，藕节、蒲黄收敛止血；出血必有血损，选用性温之当归，一是补血，二是活血，防寒凉太过、血止留瘀；滑石、木通、竹叶清热利湿，促邪下出；炙甘草和中调药。

配伍思路：清热、凉血以止血，导湿热之邪下出。

现代应用：泌尿系之热性出血。

槐花散

组成：槐花12g，侧柏叶12g，荆芥炭6g，枳壳6g。

功用：清肠凉血，疏风行气。

主治：肠风（脏毒）下血。便前出血（近血），或便后出血（远血），或粪中带血，以及痔疮出血，血色鲜红或晦暗。

方解：槐花泻热清肠、凉血止血，是治疗风热便血、清肠泻热的专药；侧柏叶凉血止血；荆芥炭微温不燥，疏风止血；枳壳宽肠下气，促湿热之邪下出。

配伍思路：清肠疏风，导邪下出，邪去则血止。

现代应用：消化道出血或痔疮。

黄土汤

组成：灶心土（煎汤代水煮药）30g，白术、附子、阿胶（烊化）、甘草、干地黄、黄芩各9g。

功用：温阳健脾，养血止血。

主治：阳虚便血。大便下血，先便后血，或吐血、衄血，以及妇人崩漏，血色暗淡，四肢不温，面色萎黄，舌淡苔白，脉沉细无力者。

方解：阳虚便血，即脾阳虚、脾不统血的虚寒性出血证。重用灶心土，温中收涩止血；白术补气健脾；附子温阳补肾；阿胶、生地黄滋阴养血；黄芩可以止血，又可清热燥湿祛邪，并佐制温热以防动血；甘草和药，益气调中。

配伍思路：补虚固止。

现代应用：寒性出血。

第九章　补益剂

凡以补益药为主组成，具有补养人体气、血、阴、阳等作用，主治各种虚证的方剂，统称为补益剂。气与血二者相互依存，关系密切，故补气与补血常常同时进行。血虚者，补血时宜加入补气之品，以助生化；气虚者，补气时加入的补血之品宜少量，过则阴柔碍胃；若气血两虚，则宜气血双补。由于阴阳互根，故“善补阳者，必于阴中求阳，则阳得阴助而生化无穷；善补阴者，必于阳中求阴，则阴得阳升而泉源不竭”。补益的方法可以分为直接补益法和间接补益法。前者直接补益虚损的本脏，后者“虚则补其母”，以补其相生之脏。对于虚不受补者，宜先调理脾胃，可适当配合健脾和胃、理气消导之品，以资运化，使之补而不滞，所谓“胃喜则补”。

第一节　补气剂

四君子汤

组成：人参、白术、茯苓各 9g，炙甘草 6g。

功用：益气健脾。

主治：脾胃气虚证。面色㿠白，语音低微，气短乏力，食少便溏，舌淡苔白，脉虚弱（细缓）。

方解：人参甘温益气，既可大补脾胃之气，又可补益肺气；白术补气健脾燥湿；炙甘草甘温，益气和中，调和诸药；茯苓甘淡健脾渗湿。参、术、草均为甘温壅滞之品，有碍于脾胃气机，得茯苓之淡渗利窍，则补中有利，补而不滞。此方能使脾胃之气健旺，运化复常，资生气血，故为补气的基本方。

配伍思路：配伍祛湿药以防补气之滞。

现代应用：多用于与胃肠消化吸收功能下降相关的疾病。

附方：

异功散：四君子汤加陈皮9g。功用：益气健脾，行气化滞。

六君子汤：四君子汤加陈皮3g，半夏4.5g。功用：益气健脾，燥湿化痰。

香砂六君子汤：人参3g，白术6g，茯苓6g，甘草2g，陈皮2.5g，半夏3g，砂仁2.5g，木香2g，生姜6g。功用：益气化痰，行气温中。

保元汤：黄芪9g，人参3g，炙甘草3g，肉桂1.5g，生姜1片。功用：益气温阳。

加减四君子汤：白扁豆、藿香叶、炙甘草、黄芪各一两，人参、茯苓、白术各四两。功用：益气补中，健脾化湿。

白术散：四君子汤加藿香叶五钱，木香二钱，葛根五钱。功用：益气补中，和胃生津。

参苓白术散

组成：人参 15g，白茯苓 15g，白术 15g，莲子肉 9g，白扁豆 12g，山药 15g，甘草 9g，砂仁 6g，薏苡仁 9g，桔梗 6g。大枣汤调下。

功用：益气健脾，渗湿止泻，兼可益肺。

主治：脾虚夹湿证。饮食不化，胸脘痞闷，肠鸣泄泻，四肢乏力，形体消瘦，面色萎黄，舌淡，苔白腻，脉虚缓。

方解：本方以四君子（人参、白术、茯苓、炙甘草）益气健脾为主，配以白扁豆、山药、莲子，既增健脾之功，又增渗湿止泻之功。加砂仁开胃醒脾、行气化湿，使补而不滞；薏苡仁可增强利湿之功，二者合用增强祛邪之力。桔梗引药上行，补肺而防肺虚，并助得补之后的肺脏祛邪外出。

配伍思路：健脾、祛湿相互促进。

现代应用：消化不良、慢性腹泻等。

补中益气汤

组成：黄芪 18g，炙甘草 9g，人参 6g，白术 9g，当归 3g，橘皮 6g，升麻 6g，柴胡 6g。

功用：补中益气，升阳举陷。

主治：①脾胃气虚证：食少便溏，体倦肢软，少气懒言，面色㿠白，脉大而虚软。②气虚下陷证：脱肛、子宫脱垂、久泻、久痢、崩漏等症，气短乏力，舌淡脉虚者。③气虚发热证：身热，自汗，渴喜热饮，气短乏力，舌淡，脉虚大无力。

方解：本证因饮食劳倦伤脾，致脾胃元气虚衰，清阳下陷，脾湿下流，郁遏阳气而起。方中重用味甘微温之黄芪，入脾、肺经，补中益气，升阳举陷；配伍人参、炙甘草、白术补气健脾，增强其补中益气之功。用当归养血和营是恐气虚时久，以致营血亏虚，以协助人参、黄芪补气养血；陈皮理气和胃，化痰湿而醒脾气，使诸药补而不滞。佐以少量升麻、柴胡，一是助升阳举陷之功，二是促因虚而入之少许外邪从表而散。炙甘草调和诸药。

配伍思路：重补脾胃之气，少佐行气活血药助运，加升提药升阳举陷。

现代应用：慢性胃肠疾病、内脏下垂。

附方：

升陷汤：生黄芪18g，知母9g，柴胡4.5g，桔梗4.5g，升麻3g。功用：益气升陷。主治：大气下陷证。

升阳益胃汤：黄芪30g，半夏、人参、炙甘草各15g，独活、防风、白芍、羌活各9g，橘皮6g，茯苓、柴胡、泽泻、白术各5g，黄连1.5g，生姜5片，大枣2枚。功用：益气升阳，清热除湿。主治：脾胃虚弱，湿热滞留中焦。

玉屏风散

组成：防风6g，黄芪、白术各12g。

功用：益气固表止汗。

主治：表虚自汗。汗出恶风，面色皖白，舌淡，苔薄白，脉浮虚。亦治虚人腠理不固，易于外感风邪。

方解：方中黄芪甘温，内可大补脾肺之气，外可固表止汗；

白术健脾益气，助黄芪以加强益气固表之力；佐以防风祛风固表，合芪、术则扶正为主，兼以祛邪，使固表不留邪，祛邪不伤正。

配伍思路：以补气固表药为主扶正，佐少量祛风解表之品祛邪。

现代应用：易感冒者。

生脉散

组成：人参 9g，麦冬 9g，五味子 6g。

功用：益气生津，敛阴止汗。

主治：①温热、暑热，耗气伤阴证。汗多神疲，体倦乏力，气短懒言，咽干口渴，舌干红，少苔，脉虚数。②久咳肺虚，气阴两伤证。干咳少痰，短气自汗，口干舌燥，脉虚细。

方解：方中人参甘温，益气生津以补肺，肺气旺则四脏之气皆旺；麦冬甘寒，养阴清热，润肺生津，参、麦合用则益气养阴之功相得益彰；五味子酸温，敛肺止汗，生津止渴，助补气阴。三药合用，一补一清一敛，共奏益气养阴、生津止渴、敛阴止汗之效。

配伍思路：纯补气阴。

现代应用：体液耗伤性疾病。

人参蛤蚧散

组成：蛤蚧一对，甘草五两，杏仁五两，人参、茯苓、贝母、桑白皮、知母各二两。

功用：补肺益肾，止咳定喘。

主治：肺肾气虚之喘息、咳嗽。痰稠色黄，或咳吐脓血，胸中烦热，身体羸瘦，或遍身浮肿，脉浮虚。

方解：蛤蚧温肾纳气平喘，人参、甘草补气，三药直指主症，益气平喘；知母清热，合杏仁、人参、茯苓、贝母、桑白皮，温少寒多，共奏清热化痰之功。

配伍思路：益气纳气扶正，清热化痰祛邪。扶正与祛邪协力以止咳定喘。

现代应用：哮喘、慢性阻塞性肺炎、肺心病等。

第二节　补血剂

补血法适用于营血亏虚的病证。血虚多由失血过多，化源不足或瘀血不去而成。心主血，肝藏血，脾统血，故血虚证主要影响心、肝、脾三脏。心血不足，则心神失养，血脉不充，故见心悸失眠，脉细无力；血不荣面，则面色苍白或萎黄。肝血不足，筋爪失养，故唇爪色淡；血不荣于上，则头昏眼花；血海空虚，则妇女经少经闭。脾不统血，则见衄血便血，经色淡，淋漓不止。

四物汤

组成：熟地黄 12g，当归 9g，白芍 9g，川芎 6g。

功用：补血和血。

主治：营血虚滞证。心悸失眠，头晕目眩，面色无华，妇人月经不调，量少或经闭不行，脐腹作痛，舌淡，脉细弦或细涩。

方解：熟地黄滋阴养血，当归补血活血、养肝调经，白芍养血柔肝和营，三药合力补血；川芎为血中之气药，活血行气，调畅气血，使血得补而不滞。四味相合，则补血而不滞血，和血而不伤血。

活血药中，活血的力量由小到大排列如下（即由活血过渡到破血）：赤芍、牡丹皮；桃仁、红花；三棱、莪术，或乳香、没药；䗪虫、水蛭、虻虫、斑蝥。

配伍思路：补血药为主，行血助运药为辅。

现代应用：贫血类疾病。

附方：

桃红四物汤：四物汤加桃仁 9g，红花 6g。功用：养血活血。主治：妇女经期超前，血多有块，色紫黏稠，腹痛等。

当归补血汤

组成：黄芪 30g，当归 6g。黄芪与当归的用量比例为 5：1。

功用：补气生血。

主治：血虚发热证。肌热面红，烦渴欲饮，脉洪大而虚，重按无力。亦治妇人经期、产后血虚发热头痛，或疮疡溃后，久不愈合者。

方解：证为气血不足，因气虚而引起血虚。方中重用黄芪大补脾肺之气，以资气血生化之源，并可托毒生肌，配伍当归补血活血，二药相合则气旺血生，诸症自除。

配伍思路：补气为主，补血为辅。

现代应用：贫血或轻度血容量减少性疾病。

第三节　气血双补剂

归脾汤

组成：白术 9g，黄芪 12g，龙眼肉 12g，酸枣仁 12g，人参 6g，木香 6g，炙甘草 3g，当归 9g，茯神 9g，远志 6g。

功用：益气补血，健脾养心。

主治：①心脾气血两虚证：心悸怔忡，健忘失眠，盗汗虚热，体倦食少，面色萎黄，舌淡，苔薄白，脉细弱。②脾不统血证：便血，皮下紫癜，妇女崩漏，月经超前，量多色淡，或淋漓不止，舌淡，脉细者。

方解：本证是心脾气血两虚证，气虚为主，主要在脾，血虚为次，主要在心，心血失养而引起心悸怔忡。方中黄芪、人参、白术甘温，补脾益气；龙眼肉补脾气、养心血；当归滋养营血；茯神、酸枣仁、远志宁心安神；木香理气醒脾，与补气养血药配伍，使之补而不滞。

配伍思路：一是心脾同治，重点在脾，脾旺则气血生化有源。二是气血并补，但重在补气，意在补气以生血。

现代应用：气血不足性失眠、血小板减少性紫癜、月经异常等病。

八珍汤

组成：人参、白术、茯苓、当归、川芎、白芍、熟地黄各9g，炙甘草5g，生姜3片，大枣5枚。

功用：益气补血。

主治：气血两虚证。面色苍白或萎黄，头晕目眩，四肢倦怠，气短懒言，心悸怔忡，饮食减少，舌淡，苔薄白，脉细弱或虚大无力。

方解：本方其实是由四君子汤加四物汤合成，四君子汤补气，四物汤养血。

配伍思路：气血双补。

现代应用：脾胃功能低下、各类贫血者。

附方：

十全大补汤：人参、肉桂、川芎、熟地黄、茯苓、白术、炙甘草、黄芪、当归、白芍各10g，生姜3～5片，大枣3枚。功用：温补气血。主治：气血不足，饮食减少，久病体虚，脚膝无力，面色萎黄，精神倦怠，疮疡不敛，妇女崩漏。

泰山磐石散

组成：人参3g，黄芪6g，白术6g，炙甘草2g，糯米6g，白芍3g，熟地黄3g，当归3g，川芎2g，砂仁1.5g，黄芩3g，川续断3g。

功用：益气健脾，养血安胎。

主治：堕胎、滑胎。胎动不安，或屡有堕胎宿疾，面色淡白，倦怠乏力，不思饮食，舌淡，苔薄白，脉滑无力。

方解：方以人参、黄芪、白术、炙甘草、糯米益气健脾以固胎元；当归、熟地黄、白芍、川芎养血和血，以养胎元；砂仁、川续断、黄芩为祛邪安胎药，其中砂仁、川续断祛寒湿，黄芩清湿热。续断与熟地黄是补益肝肾安胎药对；白术与黄芩相配是健脾清热安胎药对。本方系八珍汤去茯苓，加黄芪、续断、黄芩、砂仁、糯米而成，去茯苓，因其淡渗，易使津液下行外泄，不利于养胎（其药势向下）。

常用的安胎药：苏梗、砂仁理气安胎；黄芩除热安胎；白术健脾安胎；桑寄生、杜仲、续断（有活血之功，剂量宜小）、菟丝子补肾安胎。

配伍思路：健脾益气养血为主，结合祛邪安胎药，药量均轻，缓缓调补之意。

现代应用：滑胎、早产。

第四节　补阴剂

六味地黄丸

组成：熟地黄 24g，山茱萸、山药各 12g，泽泻、牡丹皮、茯苓各 9g。

功用：滋阴补肾。

主治：肾阴虚证。腰膝酸软，头晕目眩，耳鸣耳聋，盗汗，遗精，消渴，骨蒸潮热，手足心热，舌燥咽痛，牙齿动摇，足跟疼痛，小便淋漓，以及小儿囟门不合，舌红少苔，脉沉细数。

方解：方中重用熟地黄滋阴补肾，填精益髓；山茱萸补养肝肾，并能涩精；山药补益脾阴，亦可固精。三药相配，自养肝、肾、脾，为“三补”。配伍泽泻利湿以泄肾浊，防熟地黄滋腻之性；牡丹皮清泄相火，并制山茱萸之温涩；茯苓淡渗利湿，助山药之健运。三药为“三泻”，渗湿浊，清虚热。

配伍思路：三阴并补，以补肾为主；三药同泻，泻湿浊、虚热。

现代应用：肾阴虚证。

附方：

知柏地黄丸：六味地黄丸加知母（盐炒）、黄柏（盐炒）各6g。功用：滋阴降火。主治：阴虚火旺证。骨蒸潮热，虚烦盗汗，腰脊酸痛，遗精等。

杞菊地黄丸：六味地黄丸加枸杞子、菊花各9g。功用：滋肾养肝明目。主治：肝肾阴虚证。两目昏花，视物模糊，或眼睛干涩，迎风流泪等。

都气丸：六味地黄丸加五味子6g。功用：滋肾纳气。主治：肾虚气喘，或呃逆之证。

麦味地黄丸：六味地黄丸加麦冬9g，五味子6g。功用：滋补肺肾。主治：肺肾阴虚，或喘或咳者。

左归丸

组成：熟地黄24g，山药12g，枸杞子12g，山茱萸12g，川牛膝9g，菟丝子12g，鹿角胶12g，龟板胶12g。

功用：滋阴补肾，填精益髓。

主治：真阴不足证。头目眩晕，腰酸腿软，遗精滑泄，自汗盗汗，口燥舌干，舌红少苔，脉细。

方解：方中重用熟地黄滋肾益精；枸杞子补肾益精、养肝明目；鹿龟二胶，为血肉有情之品，峻补精髓，其中龟板胶偏于补阴，鹿角胶偏于补阳，在补阴之中配伍补阳药，意在“阳中求阴”；菟丝子性平补肾。以上为补肾药组。佐山茱萸养肝滋肾、涩精敛汗，山药补脾益阴、滋肾固精，牛膝益肝肾、强腰膝、健筋骨、活血，既补肾又兼补肝脾。

六味地黄丸与左归丸的区别：六味地黄丸以补肾阴为主，适用于阴虚内热证；左归丸纯甘壮水，纯补无泻，适用于真阴不足，精髓亏损之证。“左归是育阴以涵阳，不是壮水以制火。”

配伍思路：补阴为主，补阳为运。

现代应用：肾阴虚证。

附方：

左归饮：熟地黄9g，枸杞子、山药各6g，炙甘草3g，茯苓4.5g，山茱萸6g。功用：补益肾阴。主治：肾阴不足证。腰酸遗泄，盗汗，口燥咽干，口渴欲饮，舌尖红，脉细数。左归饮与左归丸均为补益之剂，同治肾阴不足证。然而，左归饮滋阴补肾之力逊于左归丸，适用于肾阴不足之轻证。

大补阴丸

组成：熟地黄、龟板各18g，黄柏、知母各12g，猪脊髓、蜂蜜各适量。

功用：滋阴降火。

主治：阴虚火旺证。骨蒸潮热，盗汗遗精，咳嗽咯血，心烦易怒，足膝疼热，舌红少苔，尺脉数而有力（火旺之象）。

方解：证属阴虚火旺，阴虚是本，火旺是标。方中重用熟地黄、龟板滋阴潜阳，壮水之主；黄柏、知母苦寒，降虚火；猪脊髓、蜂蜜为血肉甘润之品，可以滋补精髓，辅助滋阴并制约黄柏的苦燥之性。

左归丸、六味地黄丸、大补阴丸的区别：左归丸是纯用补益之品，纯补无泻（虚火不旺）；六味地黄丸是滋阴降火，育阴以涵阳（壮水之主）；大补阴丸是滋阴降火并重（培本清源，适用于阴虚火旺甚者）。

配伍思路：滋阴药与清热降火药相配，培本清源，两者兼顾。

现代应用：阴虚火旺证。

炙甘草汤

组成：炙甘草12g，人参6g，大枣10枚，生地黄50g，阿胶6g，麦冬10g，麻仁10g，桂枝9g，生姜9g。以清酒（现在以黄酒代之即可）、水酒各半煎服。

功用：滋阴养血，益气温阳，复脉止悸。

主治：①阴血不足，阳气虚弱证。心动悸，虚羸少气，舌光少苔，或质干而瘦小，脉结代。②虚劳肺痿。咳嗽，痰唾多，形瘦短气，虚烦不眠，自汗盗汗，咽干舌燥，大便干结，脉虚数。

方解：方中重用生地黄，滋心、肾、肺之阴血；阿胶、麦冬、麻仁滋心阴、养心血、充血脉，配炙甘草、人参、大枣益心气、补脾气，以资气血生化之源；佐以桂枝、生姜辛温性散，以温心阳、通血脉，助运。用法中加酒煎服，意在以清酒之辛热，温通血脉，以行药力。诸药合用，使阴血足而血脉充，阳气足而心脉通，共成阴阳并补之剂。如此则气血充足，阴阳调和，悸定脉复。

配伍特点：重用滋阴药，辅以气血药充血脉，少佐辛散药以通运。

现代应用：心肺功能不全。

一贯煎

组成：北沙参、麦冬、当归身各 9g，生地黄 18 ～ 30g，枸杞子 9 ～ 18g，川楝子 4.5g。

功用：滋阴疏肝。

主治：肝肾阴虚，肝气不舒证。胸脘胁痛，吞酸吐苦，咽干口燥，舌红少津，脉细弱或虚弦。亦治疝气瘕瘕。

方解：既然是肝肾阴虚，则用生地黄滋阴补血、补益肝肾，枸杞子、北沙参、麦冬补肝肾之阴，四药为补阴组；阴血同源，阴虚必有血虚，且补血可助补阴，故予当归身活血补血，助前药组补肝肾之功；肝肾阴虚会致肝气不舒、郁而化火（吞酸吐苦，咽干口燥），故佐以少量川楝子疏肝泻热，理气止痛。

本方与逍遥散的异同：共同点是都可以疏理肝气，以治肝郁不舒之胁痛。不同点是逍遥散疏肝养血健脾之力强，主治肝郁血虚之胁痛，伴有神疲食少；一贯煎滋养肝肾之力强，主治肝肾阴虚之胁痛，并见吞酸吐苦。

配伍特点：滋肝肾之阴为主，疏泻肝热为辅。

现代应用：肝肾阴虚之胁痛。

百合固金汤

组成：百合12g，贝母6g，麦冬9g，玄参3g，甘草3g，桔梗6g，白芍6g，熟地黄、生地黄、当归身各9g。

功用：滋肺肾之阴，清火利咽止咳。

主治：肺肾阴亏，虚火上炎证。咳嗽气喘，痰中带血，咽喉燥痛，头晕目眩，午后潮热，舌红少苔，脉细数。

方解：方中百合甘苦微寒，滋阴清热，润肺止咳；贝母润肺化痰止咳；麦冬甘寒，助百合以滋阴清热，润肺止咳；玄参、桔梗、生甘草清热利咽。六药为“肺药”组，合力清肺热、化痰、利咽、止咳。生地黄、熟地黄并用，既可滋肾阴，又可清热凉血，使肾水旺而虚火息。当归、白芍养血和血，二药补气血，助益主药的药效。

配伍思路：滋肺肾之阴、清肺肾之火为主，养血助扶正、利咽助祛邪为辅。

现代应用：多用于感染后期的咳嗽、咳血。

第五节　补阳剂

补阳法，适用于肾阳虚弱的病证。肾阳为人体阳气之根，具有温煦脏器的功能，是人体一切功能活动的原动力。阳虚不得温煦，阴寒内生，故见阳虚诸证。

肾气丸

组成：干地黄24g，山药、山茱萸各12g，泽泻、茯苓、牡丹皮各9g，桂枝、附子各3g。

功用：补肾助阳。

主治：肾阳不足证。腰痛脚软，身半以下常有冷感，少腹拘急，小便不利，或小便反多，入夜尤甚，阳痿早泄，舌淡而胖，脉虚弱，尺部沉细，以及痰饮、水肿、消渴、脚气、转胞等症。

方解：善补阳者，必于阴中求阳。本证属肾阳不足，欲补阳，必先足量补阴，单行补阳则如加火烧欲干之锅，劫阴耗血。方中重用干地黄以滋补肾阴，以山茱萸、山药补肝脾而益精血，辅补肾阴；加少量辛热之附子、桂枝，则肾之阳气得以助化，补阳目的达到；佐以泽泻、茯苓利水渗湿，引正复之后的邪气从下而去；牡丹皮清肝泻火，使补阳不动相火。

配伍思路：阴中求阳。

现代应用：肾阳不足证。

附方：

加味肾气丸《济生方》：附子9g，白茯苓、泽泻、山茱萸、山药、车前子、牡丹皮各6g，官桂3g，川牛膝6g，熟地黄6g。功用：温补肾阳，利水消肿。主治：肾阳虚之水肿，腰重脚肿，小便不利。

右归丸

组成：熟地黄 24g，山药 12g，山茱萸 9g，枸杞子 9g，菟丝子 12g，鹿角胶 12g，杜仲 12g，肉桂 6g，制附子 6g，当归 9g。

功用：温补肾阳，填精益髓。

主治：肾阳不足，命门火衰证。年老或久病气衰神疲，畏寒肢冷，腰膝软弱，阳痿遗精，或阳衰无子，或饮食减少，大便不实，或小便自遗，舌淡苔白，脉沉而迟。

方解：本方系金匮肾气丸减“三泻”（泽泻、牡丹皮、茯苓），加鹿角胶、菟丝子、杜仲、枸杞子、当归而成。方中熟地黄、山茱萸、枸杞子、山药滋阴益肾，养肝补脾，填精补髓，意在“阴中求阳”；附子、肉桂、鹿角胶配伍，可补肾中之元阳，温里祛寒；佐以菟丝子、杜仲增强补肝肾、强腰膝之功；当归补血和血，助血运。

配伍思路：滋阴药与助阳药配用，功专温补。

现代应用：肾衰、腰膝冷痛证。

附方：

右归饮：熟地黄 9～30g，山药 9g，枸杞子 9g，山茱萸 6g，炙甘草 3g，肉桂 3～6g，杜仲 9g，制附子 6～9g。功用：温补肾阳，填精补血。主治：肾阳不足证。气怯神疲，腹痛腰酸，肢冷，舌淡苔白，脉细。或阴盛格阳、真寒假热证。

第六节　阴阳双补剂

地黄饮子

组成：熟地黄 12g，巴戟天、山茱萸、石斛、肉苁蓉各 9g，附子、五味子、官桂、白茯苓、麦冬、石菖蒲、远志各 6g，生姜 3 片，大枣 2 枚，薄荷少许。

功用：滋肾阴，补肾阴，开窍化痰。

主治：喑痱。舌强不能言（喑），足废不能用（痱），口干不欲饮，足冷面赤，脉沉细弱。

方解：喑痱乃下元虚衰，虚阳上浮，痰浊随之上泛，堵塞窍道所致。方以甘温的熟地黄与酸温的山茱萸相配，补肾填精；石斛补胃阴，麦冬补肺阴，五味子敛阴，共奏补阴之效。肉苁蓉、巴戟天温肾壮阳，配以桂、附之辛热，以温养下元，摄纳浮阳，引火归源。石菖蒲与远志、茯苓合用，功能开窍化痰、交通心肾；加少许薄荷，可疏郁而轻清上行，疏散外风；姜、枣可和中调药。

配伍思路：阴阳双补于下，开窍化痰于上。

现代应用：用于治疗高血压病、脑动脉硬化、中风后遗症、脊髓炎、椎管狭窄、椎间盘突出等慢性疾病辨证为阴阳两虚者，或者下元虚衰、痰浊上泛之喑痱证。

七宝美髯丹

组成：赤首乌、白首乌各18g，赤茯苓、白茯苓各18g，牛膝9g，当归9g，枸杞子9g，菟丝子9g，补骨脂6g。

功用：补益肝肾，乌发壮骨。

主治：肝肾不足证。须发早白，脱发，齿牙动摇，腰膝酸软，梦遗滑精，肾虚不育等。

方解：何首乌补血；当归、牛膝补血活血；枸杞子、菟丝子、补骨脂补肾；茯苓健脾渗湿祛邪。诸药合力，肝、脾、肾得补，气血旺盛，则骨壮、发黑。

配伍思路：补益肝肾、补血为主。

现代应用：早衰。

第十章　安神剂

凡以安神药为主组成，具有安神定志的作用，治疗神志不安疾患的方剂，称为安神剂。神志不安的疾患多表现为心悸失眠，烦躁惊狂。其中，与这些症状关系最密切的是心、肝、肾。表现为惊狂善怒、烦躁不安者，多属实证，治以重镇安神；表现为心悸健忘、虚烦失眠者，多属虚证，治以补养安神。故本章方剂分为重镇安神和补养安神两类。

注意事项：①重镇安神剂多由金石类药物组成，此类药物易伤胃气，不宜久服；②对于脾胃虚弱者，可配合服用健脾和胃之品；③某些安神药，如朱砂具有一定的毒性，久服能导致慢性中毒或蓄积中毒，应当予以注意。

第一节　重镇安神剂

朱砂安神丸

组成：朱砂五钱，黄连六钱，生地黄一钱半，炙甘草五钱半，当归二钱半。诸药研细，炼蜜为丸。

功用：重镇安神，清心养血。

主治：心火亢盛，阴血不足证。失眠多梦，惊悸怔忡，心烦神乱，舌尖红，脉细数。

方解：方中朱砂质重性寒，专入心经，重可镇怯，寒能清热，为重镇安神之品；黄连苦寒，清心泻火，助朱砂清心安神；生地黄甘苦大寒，滋阴清热；当归甘辛苦温，补养心血，配伍生地黄，共补其不足之阴血；炙甘草和中调药，防朱砂质重碍胃。

注意：本药不可多服或久服，以防引起汞中毒。阴虚、脾弱者忌用。

配伍思路：清心火以安神。

现代应用：心火亢盛之失眠。

磁朱丸

组成：磁石二两，朱砂一两，神曲四两。研末炼蜜为丸。

功用：益阴明目，重镇安神。

主治：心肾不交证。视物昏花，耳鸣耳聋，心悸失眠。亦治癫痫。

方解：方中磁石辛寒入肾，益阴潜阳，重镇安神；朱砂甘寒入心，清心降火，重镇安神。两药相伍，益阴潜阳，水火既济，使精气得以上荣，心火不致上扰，心肾交泰，则目昏耳聋、心悸失眠等症自除。然现上有朱砂入心，下有磁石入肾，尚需中焦予以斡旋，方能使气机运转，得以正常。故方中又用神曲健脾和胃，以助金石药之运化，并可防其重镇碍胃。炼蜜为丸，取其补中益胃，且可缓和药力。柯琴称“此丸治癫痫之圣剂”。

配伍思路：重镇药入心肾以安神。

现代应用：癫痫、失眠。

第二节　补养安神剂

天王补心丹

组成：酸枣仁9g，柏子仁9g，五味子5g，远志5g，天冬9g，麦冬9g，生地黄12g，玄参5g，人参5g，当归身9g，丹参5g，白茯苓5g，桔梗5g。朱砂三五钱为衣。

功用：滋阴养血，补心安神。

主治：阴虚血少，神志不安证。心悸失眠，虚烦神疲，梦遗健忘，手足心热，口舌生疮，舌红少苔，脉细数。

方解：酸枣仁、柏子仁、五味子养心安神，远志养心安神，又可交通心肾，四药直指主症；生地黄、天冬、麦冬滋阴清热，玄参滋阴降火以治虚火上炎，四药滋心阴、清扰心神不宁之火；人参补气，当归补血润燥，丹参清心活血，使当归补而不滞，四药共治气血不足（心神不安之病理基础）；朱砂清心火、镇心安神，属治标之药；桔梗载药上行，使药力上入心经，并导正复之后所祛之邪从肺、从上而去；茯苓利湿，导正复之后所祛之邪从下而去。

配伍思路：补心神不宁所致的心阴、气血不足，祛心神不宁所致的心火。

现代应用：心脏阴血不足之失眠、心神不宁。

酸枣仁汤

组成：酸枣仁 15 ～ 30g，茯苓 6g，知母 6 ～ 9g，川芎 6g，甘草 3g。

功用：养血安神，清热除烦。

主治：虚烦不眠证。失眠心悸，虚烦不安，头目眩晕，咽干口燥，舌红，脉弦细。

方解：本证由肝血不足、阴虚内热而起。方中重用酸枣仁，其性味甘平，入心、肝经，养血安神；茯苓健脾宁心安神，二药直指主症。知母滋阴清热，川芎调畅气机，疏达肝气，二药治心神不安所致之虚热与气郁。生甘草补气、和中缓急、调和诸药，亦助安神。

配伍思路：滋肝阴为主，清热、调畅气机为辅。

现代应用：肝脏阴血不足之失眠、心神不宁。

甘麦大枣汤

组成：甘草 9g，小麦 15 ～ 30g，大枣 5 枚。

功用：养心安神，和中缓急。

主治：脏躁。精神恍惚，常悲伤欲哭，不能自主，心中烦乱，睡眠不安，甚则言行失常，呵欠频作，舌淡红，少苔，脉细微数。

方解：小麦、大枣益气安神，甘草益气、和中缓急，三药合力，气旺心舒神自宁。

配伍思路：益气补虚以安神。

现代应用：女性抑郁症。

第十一章　治风剂

凡以辛散祛风或息风止痉的药物为主组成，具有疏散外风或平息内风的作用，治疗风病的方剂，称为治风剂。治风剂分为疏散外风和平息内风两大类。

外风证，风自外来，多伤于肌肉、筋骨、关节等处，表现为关节屈伸不利、肌肤麻木不仁、破伤风口噤、角弓反张等。治宜疏散外风，如川芎茶调散、牵正散。

内风证，风自内生，多为肝风内动，属本虚标实。治宜平息内风。如羚角钩藤汤，以清热凉肝息风法治疗高热动风、热极生风。镇肝息风汤，以滋阴潜阳、平肝息风法治疗肝肾阴亏引起的阴虚阳亢、肝风上旋。大定风珠，以滋阴养血息风法治疗温病后期真阴亏损引起的虚风内动。

第一节　疏散外风剂

川芎茶调散

组成：川芎 12g，白芷、羌活各 6g，细辛 3g，防风 4.5g，薄荷 12g，荆芥 12g，炙甘草 6g。食后以清茶调下。

功用：疏风止痛。

主治：风邪头痛。偏正头痛或巅顶作痛，恶寒发热，目眩鼻塞，舌苔薄白，脉浮者。

方解：本证为外感风邪所致，故以疏散为主。方中川芎、羌活、白芷可以疏风止痛，分别用于少阳和厥阴头痛（头顶或两侧痛）、太阳头痛（后脑牵连项痛）、阳明头痛（前额及眉心痛）；细辛散寒止痛，用于少阴头痛；防风辛散风邪，为治风之要药；薄荷、荆芥凉温平衡，解表疏风，清利头目；炙甘草益气和中，调和诸药。本方集上行、升散诸药于一方，偏于治疗风寒上受。

配伍思路：升散、解表以祛头面风寒。

现代应用：外感感冒。

独活寄生汤

组成：独活 9g，桑寄生、杜仲、牛膝、桂心各 6g，细辛、秦艽、防风、茯苓、川芎各 6g，人参、甘草、当归、芍药、地黄各 6g。

功用：祛风湿，止痹痛，益肝肾，补气血。

主治：痹证日久，肝肾两虚，气血不足证。腰膝疼痛，肢节屈伸不利，或麻木不仁，畏寒喜温，心悸气短，舌淡苔白，脉细弱。

方解：本证为风寒湿邪时久不愈，损伤肝肾，耗伤气血所致，虚实间杂。全方大体分为三个药组：一是既能补肝肾又能祛风湿，如独活、桑寄生、杜仲、牛膝、桂心（温补下元肾阳），其中独活、桑寄生更偏于祛风寒湿邪、蠲痹止痛，杜仲、牛膝、桂心更偏于补肾；二是专主祛风湿，如秦艽、防风、川芎、细辛（入三阴经，发散阴经风寒，搜剔筋骨风湿而止痛）；三是补益气血，如人参、甘草、茯苓、当归、芍药、地黄，含有八珍汤之方义。三组合力，气血旺、肝肾足、风湿去。

配伍思路：益气血、补肝肾、祛风湿三位一体。

现代应用：软组织劳损、风湿或类风湿性疾病。

大秦艽汤

组成：秦艽 9g，独活 6g，羌活、白芷各 3g，细辛 2g，石膏 6g，黄芩、生地黄各 3g，川芎、白芍、甘草各 6g，白术、茯苓、熟地黄各 3g。

功用：祛风清热，养血活血。

主治：风邪初中经络。口眼㖞斜，舌强不能言，手足不能动，风邪散见，不拘一经者。

方解：①祛风通络药组：秦艽祛风清热、通经活络，羌活、独活、细辛、白芷、防风、川芎均为辛温之品，祛散风邪。②清热祛湿药组：石膏、黄芩、茯苓、生地黄。③扶正药组：白术、甘草、当归、白芍、熟地黄。

配伍思路：益气血以扶正，祛风通络、清热祛湿以祛邪。

现代应用：中风之运动障碍者。

牵正散

组成：白附子、白僵蚕各 6g，全蝎 3g。

功用：祛风化痰止痉。

主治：风中经络之口眼㖞斜。

方解：方中白附子归脾经，白僵蚕、全蝎归肝经，可祛风通络止痉。使用时用热酒调服，可以宣通血脉，并能引药入络。

配伍思路：针对病机祛风化痰。

现代应用：面神经麻痹。

玉真散

组成：南星、白附子、防风、白芷、羌活、天麻各等份，研细末，1 日服 3 次，每次 3 ～ 6g，热酒调服。

功用：祛风定痛。

主治：破伤风。牙关紧闭，口撮唇紧，身体强直，角弓反张，甚则咬牙缩舌。

方解：南星、白附子可祛风化痰，解痉定抽；防风、白芷、羌活疏散风邪，使邪从表散；天麻息风止痉，有补益作用。

配伍思路：化痰祛风，从表散邪。

现代应用：破伤风。

消风散

组成：荆芥、防风、牛蒡子、蝉蜕、苍术、苦参、石膏、知母、生地黄、当归、胡麻仁各 6g，木通、生甘草各 3g。

功用：疏风除湿，清热养血。

主治：风疹、湿疹。皮肤疹出色红，或遍身云片斑点，瘙痒，抓破后渗出津水，苔白或黄，脉浮数。

方解：荆芥、防风、牛蒡子、蝉蜕四者寒热并用，解表疏风，使邪从表而去以止痒；知母、石膏、生地黄清热泻火，苍术、苦参燥湿，共祛湿热于内；当归、麻仁养血活血，滋阴润燥，扶正更利祛邪；生甘草、木通是一药对，使湿热之邪从小便出而不伤正。

配伍思路：内清湿热、解表祛风为主，养血、利湿为助。

现代应用：风疹、湿疹及湿热性质的过敏性疾病。

第二节　平息内风剂

羚角钩藤汤

组成：羚羊角 4.5g，钩藤（后下）9g，生地黄 15g，白芍 9g，霜桑叶 6g，滁（白）菊花 9g，川贝母 12g，竹茹 15g，茯神 9g，生甘草 3g。

功用：凉肝息风，增液舒筋。

主治：本证属于热盛入肝、肝热生风证。高热不退，烦闷躁扰，手足抽搐，发为惊厥，甚则神昏，舌绛而干，或舌焦起刺，脉弦而数。

方解：羚羊角、钩藤清热凉肝息风；生地黄、白芍清热增液，养血柔肝；菊花、霜桑叶性凉而润，助肝经风热外散；热必及肺或热本从肺来，予川贝、竹茹清热化痰，促风热从肺而去；热扰心神，以茯神宁心安神；生甘草和诸药。

配伍思路：以凉肝息风药为主，配伍清热滋阴、化痰、安神之品，是凉肝息风的代表方剂。

现代应用：发热抽搐、惊厥等。

镇肝息风汤

组成：怀牛膝30g，代赭石30g，生龙骨15g，生牡蛎15g，生龟板15g，生白芍15g，玄参15g，天冬15g，川楝子6g，生麦芽6g，茵陈6g，甘草4.5g。

功用：镇肝息风，滋阴潜阳。

主治：类中风。头目眩晕，目胀耳鸣，脑部热痛，心中烦热，面色如醉，或时常噫气，或肢体渐觉不利，口角渐行㖞斜；甚或眩晕颠仆，昏不知人，移时始醒；或醒后不能复原，脉弦长有力，为肝阳亢盛之象。

方解：病机为肝肾阴虚、肝阳上亢。予代赭石、生龙骨、生牡蛎重镇，下潜肝阳；怀牛膝、生龟板、生白芍、玄参、天冬滋补肝肾之阴，固密回潜阳气之基；川楝子、生麦芽、茵陈畅肝气，使肝阳潜而不郁；甘草调和药性。

配伍思路：重镇以潜肝阳，补肝肾之阴以回潜阳气，畅肝气以舒肝。

现代应用：肝阳上亢型高血压、高血压危象。

天麻钩藤饮

组成：天麻9g，钩藤12g，生决明18g，山栀子、黄芩各9g，川牛膝、杜仲、桑寄生、益母草、夜交藤、茯神各9g。

功用：平肝息风，清热活血，补益肝肾。

主治：肝阳偏亢，肝风上扰证。头痛，眩晕，失眠，舌红苔黄，脉弦。

方解：天麻、钩藤平肝息风；生决明、山栀子、黄芩清热；川牛膝、杜仲、桑寄生、益母草补肾兼活血、祛风；夜交藤、茯神安神。

配伍思路：平肝息风、清热安神以治标，强肾祛风以治本。

现代应用：肝阳上亢型高血压、高血压危象。

大定风珠

组成：阿胶 9g，干地黄 18g，麦冬 18g，麻仁 6g，五味子 6g，白芍 18g，炙甘草 12g，鸡子黄 2 个，龟板 12g，牡蛎 12g，鳖甲 12g。

功用：滋阴息风。

主治：阴虚动风证。温病后期，神倦瘛疭，有时时欲脱之势，舌绛苔少，脉气虚弱。

方解：温病多从肺经起，阴虚亦以肺阴虚为显。方中以阿胶、干地黄、麦冬主清肺热、滋阴；辅以麻仁、五味子、白芍、炙甘草润肺、滋气阴，鸡子黄、龟板、鳖甲、牡蛎滋阴潜阳。全方合力，余热得清、气阴得补、浮阳得潜。

配伍思路：补阴血、扶正以治本，清热潜阳以治标。

现代应用：病后虚弱者。

第十二章　祛湿剂

凡以祛湿药物为主组成，具有化湿利水、通淋泄浊作用，治疗水湿为病的一类方剂，称为祛湿剂。湿邪为病，有外湿、内湿之分，祛湿剂又可分为化湿和胃（湿浊内阻）、清热祛湿（湿热）、利水渗湿（水湿壅盛）、温化水湿（寒湿）、祛湿化浊（外来风湿侵袭肌表）五类。

治疗湿邪为患，要注意以下几点：①湿邪在外、在上者，可表散微汗以解之；在内、在下者，可芳香枯燥以化之，或甘淡渗利以除之；水湿壅盛，形气俱实者，可攻下以解之（攻逐水湿）；从寒而化者，以温阳化湿；从热而化者，宜清热祛湿；体虚湿盛者，又当祛湿与扶正兼顾。②湿邪为阴邪，其性重浊黏腻，最易阻碍气机，而气之不行，又使湿邪不得运化，故祛湿剂中多配伍理气之品，以求气化则湿化。③湿邪易与热邪合病，湿热二邪性质相反，湿遏热伏，临床上用湿热分消法。治湿邪要给其以出路，故常通利三焦以导湿邪而出；祛湿剂多由芳香温燥或淡渗利湿之品组成，易于伤津耗液，故对于素体阴虚津亏、病后体弱者及孕妇等，均应慎用。

第一节　化湿和胃剂

平胃散

组成：苍术 15g，厚朴、陈皮各 9g，甘草 6g，生姜 2 片，大枣 2 枚。

功用：燥湿运脾，行气和胃。

主治：湿滞脾胃证。脘腹胀满，不思饮食，呕吐恶心，嗳气吞酸，肢体沉重，怠惰嗜卧，常多自利，舌苔白腻而厚，脉缓。

方解：苍术味苦性燥，燥湿健脾；厚朴行气化湿；陈皮疏理脾胃气机，芳香醒脾。三药合力，可行气燥湿。甘草调和诸药，加姜、枣可调和脾胃，祛湿运脾，诸症可除。

配伍思路：行气燥湿祛邪为主，调脾胃、扶正为辅。

现代应用：湿滞脾胃证，如外感性胃肠炎。

附方：

柴平汤：柴胡、人参、半夏、黄芩各 6g，甘草、陈皮、厚朴、苍术各 6g，加姜、枣煎服。功用：和解少阳，祛湿和胃。主治：湿疟。

藿香正气散

组成：大腹皮、白芷、紫苏、茯苓各 5g，半夏曲、白术、陈皮、厚朴、桔梗各 10g，藿香 15g，炙甘草 12g，生姜 3 片，大枣 1 枚。

功用：解表化湿，理气和中。

主治：外感风寒，内伤湿滞证。霍乱吐泻，恶寒发热，头痛，脘腹疼痛，舌苔白腻，以及山岚瘴疟等症。

方解：本证为外感风寒、内伤湿滞所致，故既要解表，又要化湿。藿香、紫苏、白芷辛温芳香，偏于散表寒、解表湿；白术、茯苓、厚朴、半夏曲、陈皮、大腹皮健脾燥湿，下气除满，其中茯苓、厚朴、大腹皮药势下行，有导邪从下而出之义；桔梗宣肺利膈，导肺部之邪从上而出；生姜、大枣、甘草调和营卫，和诸药。

配伍思路：外散风寒，内健脾祛湿。

现代应用：风寒型胃肠感冒。

第二节　清热祛湿剂

茵陈蒿汤

组成：茵陈 18g，栀子 9g，大黄 6g。

功用：清热利湿退黄。

主治：湿热黄疸（阳黄）。一身面目俱黄，黄色鲜明，腹微满，口中渴，小便短赤，舌苔黄腻，脉沉数。

方解：湿热交蒸，热不得外越，湿不得下泄，湿热合邪，郁蒸肌肤，故一身面目俱黄，小便不利。方中茵陈清热利湿退黄，为治黄疸之主药；栀子清热降火，通利三焦，引湿热自小便出；大黄泻热逐瘀，通利二便，导瘀热由二便而下，前后分消。

配伍思路：清利湿热，去除病因。

现代应用：黄疸性肝炎。

附方：

栀子柏皮汤：栀子、甘草、黄柏。功用：清热利湿。主治：伤寒身热发黄。

茵陈四逆汤：干姜、炙甘草、附子、茵陈。功用：温里助阳，利湿退黄。主治：阴黄。黄色晦暗，皮肤冷，背恶寒，手足不温，身体沉重，神倦食少，脉紧细或沉细无力。

八正散

组成：车前子、瞿麦、萹蓄、滑石、栀子、炙甘草、大黄、木通各 9g，煎时入灯心草。

功用：清热泻火，利水通淋。

主治：湿热淋证。尿频尿急，淋漓不畅，尿色浑赤，甚则癃闭不通，小腹急满，口燥咽干，舌苔黄腻，脉滑数。

方解：本证为湿热下注膀胱所致。栀子清心火、泻三焦湿热，灯心草导心火下行；木通、滑石、车前子、瞿麦、萹蓄清热利湿，使湿热从小便而去；大黄泻火，通大便，助祛热；甘草调和诸药，且止茎中作痛。

配伍思路：利尿以清利湿热。

现代应用：尿路感染。

三仁汤

组成：杏仁 12g，白蔻仁 6g，薏苡仁 18g，滑石 18g，通草

6g，竹叶 6g，厚朴 6g，半夏 10g。

功用：宣畅气机，清利湿热。

主治：湿温初起及暑温夹湿。头痛恶寒，身重疼痛，面色淡黄，胸闷不饥，午后身热，苔白不渴，脉弦细而濡。

方解：本方是治疗湿温初起，邪在气分，湿重于热，湿重热轻的主要方剂。杏仁宣利上焦肺气，行气以祛上焦之湿（开上）；白蔻仁芳香化湿，行气宽中，畅中焦之脾气（畅中）；薏苡仁甘淡性寒，利湿清热而健脾，疏导下焦，使湿热从小便而去（渗下）；滑石、通草、竹叶甘寒淡渗，清利湿热，导湿热从下而去；半夏、厚朴辛苦性温，燥湿散结，行气除痞，亦除致病之源。

配伍思路：畅通气机，祛湿从上、从下而去。

现代应用：感染性或代谢废物积聚性发热。

甘露消毒丹

组成：飞滑石 25g，淡黄芩 15g，绵茵陈 18g，石菖蒲 9g，藿香、连翘、白蔻仁、薄荷、射干各 6g，川贝母、木通各 8g。

功用：利湿化浊，清热解毒。

主治：湿温时疫，邪在气分，湿热并重证。发热倦怠，胸闷腹胀，肢酸咽痛，身目发黄，颐肿口渴，小便短赤，泄泻淋浊，舌苔白或厚腻或干黄，脉濡数或滑数。

方解：本方主要是针对上中焦湿热并重、湿热交争之证。飞滑石利水化湿，清热解暑，湿热皆清；淡黄芩、川贝母、连翘、薄荷、射干清上焦湿热，促湿热从上而去；绵茵陈、石菖蒲、白蔻仁、藿香重在畅通气机，清中焦湿热；佐以木通利尿，导湿热下行。

配伍思路：清热祛湿，使邪从上、从下而去。

现代应用：肝胆炎症或消化系统慢性炎症。

连朴散

组成：制厚朴6g，川黄连、石菖蒲、制半夏各3g，香豉、焦栀各9g，芦根60g。

功用：清热化湿，理气和中。

主治：湿热霍乱。

方解：制厚朴行气化湿，石菖蒲芳香化湿，制半夏燥湿散结，三药性温，目的在祛湿；川黄连清热燥湿，焦栀清三焦之热，香豉散胃脘之热，芦根清热生津，四药重在清热，兼祛湿、生津。全方合力化湿热，诸症可除。

配伍思路：清热燥湿以祛邪。

现代应用：用于湿热型霍乱、腹泻，或湿热阻滞中焦证。

当归拈痛汤

组成：当归9g，羌活15g，防风9g，升麻3g，苦参6g，粉葛根6g，白术3g，苍术9g，人参6g，甘草15g，茵陈蒿15g，炒黄芩3g，知母9g，猪苓9g，泽泻9g。

功用：利湿清热，疏风止痛。

主治：湿热相搏，外受风邪证。遍身肢节烦疼，或肩背沉重，或脚气肿痛，脚膝生疮，舌苔白腻或微黄，脉弦数。

方解：当归活血、补血、止痛；羌活、防风、升麻、苦参、粉葛根寒温略相当，解表祛风，使邪从表去；白术、苍术、人参、甘草益气健脾燥湿，祛湿于内，与当归和补气血，共同扶正；茵陈蒿、炒黄芩清湿热，知母滋阴清热，猪苓、泽泻清热利湿，使邪从下去。

配伍思路：解表祛风，使邪从表去；清热利湿，使邪从下去；益气健脾燥湿于内，活血止痛，助药力。

现代应用：风湿类疾病、杂病。

二妙散

组成：黄柏、苍术各 15g。

功用：清热燥湿。

主治：湿热下注证。筋骨疼痛，或两足痿软，或足膝红肿疼痛，或湿热带下，下部湿疮，小便短赤，舌苔黄腻者。

方解：黄柏偏重于清下焦湿热，苍术偏重于燥湿。湿热并重者，黄柏、苍术各半；热重者，黄柏、苍术之比为 2∶1；湿重者，黄柏、苍术之比为 1∶2。

配伍思路：寒性和温性祛湿药相须为用。

现代应用：下肢风湿热。

附方：

三妙丸：二妙散加川牛膝 6g。功用：清热燥湿。主治：湿热下注之两脚麻木或如火烙之。

四妙丸：三妙丸加薏苡仁 12g。功用：清热利湿，舒筋壮骨。主治：湿热痿证。

第三节　利水渗湿剂

五苓散

组成：猪苓 9g，泽泻 15g，白术 9g，茯苓 9g，桂枝 6g。

功用：利水渗湿，温阳化气。

主治：①蓄水证：小便不利，头痛微热（因表邪未解），烦渴欲饮，甚则水入即吐，舌苔白，脉浮。②水湿内停：水肿，泄泻，小便不利，以及霍乱等。③痰饮：脐下动悸，吐涎沫而头眩，或短气而咳者。

方解：白术健脾利水；桂枝辛温解表、温阳化气，一促水湿从表而去，二助膀胱气化，使水湿从下而去；茯苓、猪苓、泽泻淡渗利湿、利小便，导水湿下行。

配伍思路：利水渗湿，助以温阳化气。

现代应用：肾炎性水肿或其他水肿。

猪苓汤

组成：猪苓、茯苓、泽泻、阿胶、滑石各 9g。

功用：利水清热养阴。

主治：水热互结证。小便不利，发热，口渴欲饮，或心烦不寐，或兼有咳嗽，呕恶，下利，舌红，苔白或微黄，脉细数。

方解：猪苓、茯苓、泽泻淡渗利湿，同五苓散；阿胶养阴；滑石清热。

配伍思路：利水清热以祛邪，养阴扶正。

现代应用：尿潴留、前列腺肥大。

防己黄芪汤

组成：防己12g，黄芪15g，甘草6g，白术9g，生姜4片，大枣1枚。

功用：益气祛风，健脾利水。

主治：风水或风湿。汗出恶风，身重，小便不利，舌淡苔白，脉浮。

方解：白术、甘草、生姜、大枣健脾益气，治本虚；黄芪益气固表、行水消肿，防己解表、祛风、利水，二者相合，使体表正气得复、风湿得去。

配伍思路：益气、健脾扶正则水化正常，防己解表、祛风、利水则邪去。

现代应用：水肿、湿疹、风湿类疾病。

五皮散

组成：生姜皮、桑白皮、陈橘皮、大腹皮、茯苓皮各9g。

功用：理气健脾，利水消肿。

主治：皮水。一身悉肿，肢体沉重，心腹胀满，上气喘急，小便不利，以及妊娠水肿等，苔白腻，脉缓。

方解：本证由脾虚湿盛、水溢肌肤所致。五药皆取皮部，望其走表祛邪。桑白皮性寒，其余性温。

配伍思路：从表利水。

现代应用：水肿。

第四节　温化水湿剂

苓桂术甘汤

组成：茯苓 12g，桂枝 9g，白术 9g，甘草 6g。

功用：健脾利湿，温阳化饮。

主治：痰饮。胸胁支满，目眩心悸，舌苔白滑，脉弦滑。

方解："病痰饮者，当以温药和之。"茯苓、桂枝、白术皆温，茯苓健脾化痰，桂枝温阳利水，白术健脾利水，甘草益气护中，四药相合以健脾利湿，温阳化饮。

配伍思路：健脾温阳以化饮。

现代应用：少量胸水、心衰、胃炎等。

甘草干姜茯苓白术汤（肾著汤）

组成：干姜 12g，茯苓 12g，白术 6g，甘草 6g。

功用：祛寒除湿。

主治：肾著病。身重，腰下冷痛，腰重如带五千钱，如坐冷水中，饮食如故，口不渴，小便自利，舌淡苔白，脉沉迟或沉缓。

方解：身重，腰下冷痛，因寒湿之邪外袭。干姜温中，散寒湿；白术健脾，化水湿；茯苓健脾利水，导水湿之邪从小便去；甘草益气护中，防利太过。

配伍思路：益气健脾、温阳以除寒湿。

现代应用：心衰所致之水肿。

真武汤

组成：附子 9g，茯苓 9g，白术 6g，生姜 9g，芍药 9g。

功用：温阳利水。

主治：①脾肾阳虚，水气内停证。小便不利，四肢沉重疼痛，腹痛下利，或肢体浮肿，苔白不渴，脉沉。②太阳病发汗太过，阳虚水泛证。汗出不解，其人仍发热，心下悸，头眩，身瞤动，振振欲扑地。

方解：附子温肾助阳，化气行水，暖脾土；茯苓、白术健脾利湿，淡渗利水；生姜温散，助附子以温阳散寒，又助茯苓、白术散水湿；白芍一药三用，利小便行水气，柔肝止腹痛，敛阴舒筋，止筋惕肉瞤，其护阴的作用能够防止利水之品伤阴，以利水不伤阴，祛邪不伤正。

配伍思路：温阳利水，补阴填虚。

现代应用：心衰所致之水肿。

实脾汤

组成：厚朴、白术、木瓜、木香、草果、大腹子（槟榔）、白茯苓、附子、干姜各 6g，炙甘草 3g，生姜 5 片，大枣 1 枚。

功用：温阳健脾，行气利水。

主治：阳虚水肿。身半以下肿甚，手足不温，口中不渴，胸腹胀满，大便溏薄，舌苔白腻，脉沉弦而迟。

方解：附子、干姜温阳化气行水；茯苓、白术健脾渗湿，使湿邪从小便而走；厚朴、木香、槟榔、草果行气导滞，化湿行水，气顺则肿消；木瓜酸温，芳香醒脾化湿，其酸敛可以护阴，补水湿阴邪去后之“正虚空缺”，防温阳、行气药耗散太过，功同真武汤中之白芍；甘草、生姜、大枣调和诸药，益脾和中。

配伍思路：行气、健脾祛湿以实脾，温阳助运以利水湿。

现代应用：心衰所致之水肿。

第五节　祛湿化浊剂

萆薢分清饮

组成：益智仁、川萆薢、石菖蒲、乌药各9g。

功用：温暖下元，利湿化浊。

主治：虚寒白浊。小便频数，白如米泔，凝如膏糊，舌淡苔白，脉沉。

方解：萆薢利湿祛浊，是治疗下焦湿浊的主药；石菖蒲理气祛痰湿，并通窍引邪下行。二药合力，主攻祛邪。乌药温肾散寒，益智仁温脾、暖肾、固气、涩精，含缩泉丸之方意，重在扶正、温暖下元。

配伍思路：温补脾肾扶正，利湿泄浊祛邪。

现代应用：用于慢性肾炎、尿路感染、前列腺增生或尿液浑浊。

第十三章　开窍剂

凡以芳香开窍药为主组成，具有开窍醒神的作用，治疗神昏窍闭之证的方剂，统称为开窍剂，分为凉开和温开两类。使用注意事项：①辨明病证的虚实，若见口噤、两手紧握、脉有力者，属于邪盛气实之闭证，可用开窍剂。②对于汗出肢冷、呼吸气微、手撒遗尿、口开目合的脱证，即使神志昏迷，也不宜使用。③对阳明腑实证而见神昏谵语者，治宜寒下，不宜使用开窍剂。④阳明腑实而兼邪陷心包证，应根据病情的轻重缓急，或先投寒下，或开窍与泻下并用。⑤开窍剂多为芳香药物，其性辛散走窜，久服易伤元气，故临床中病即止，不可久服。⑥此类方剂中的麝香等药，有碍胎元，孕妇慎用。⑦本类方剂多制成散剂、丸剂或注射剂使用，尤以丸剂为优，宜温开水化服或鼻饲，不宜加热煎煮。

第一节　凉开剂

安宫牛黄丸

组成：牛黄 30g，犀角（水牛角代）30g，黄芩 30g，生栀子

30g，黄连30g，郁金30g，朱砂30g，珍珠15g，明雄黄30g，梅片（冰片）7.5g，麝香7.5g。上药研极细末，炼老蜜为丸，每丸3g，金箔为衣，蜡护。

功用：清热解毒，开窍醒神。

主治：邪热内陷心包证。高热烦躁，神昏谵语，口干舌燥，痰涎壅盛，舌红或绛，脉数。亦治中风昏迷、小儿惊厥属邪热内闭者。

方解：牛黄、水牛角清热解毒，黄芩、生栀子、黄连、郁金清热解毒，六药合力清心包之热毒；朱砂、珍珠、金箔重镇安神；明雄黄辟秽；冰片、麝香芳香走窜，开窍醒神。诸药合力，清热解毒，芳香开窍醒神。

配伍思路：重用清热解毒药和芳香走窜、开窍醒神药，意在凉开。

现代应用：用于感染性休克、中风昏迷及脑炎、脑膜炎、中毒性脑病、脑出血引起的昏迷，辨证属热闭者。

紫雪《千金翼方》

组成：石膏、寒水石、滑石、磁石各三斤，犀角屑、羚羊角屑、沉香、青木香各五两，玄参、升麻各一斤，甘草八两，丁香一两，芒硝十斤，硝石四升，麝香五分，朱砂三两，黄金一百两。

功用：清热开窍，息风止痉。

主治：热邪内陷心包，热盛动风证。高热烦躁，神昏谵语，痉厥，斑疹吐衄，口渴引饮，唇焦齿燥，尿赤便秘，舌红绛，苔干黄，脉数有力或弦数，以及小儿热上惊厥。

方解：石膏、寒水石、滑石、犀角屑、羚羊角屑、朱砂、玄参、升麻、甘草清热解毒；芒硝、硝石泻热积、解毒；沉香、青木香、丁香、麝香芳香走窜、开窍醒神；磁石、黄金重镇安神。

配伍思路：共用清热解毒药、泻下热积药、芳香走窜药、开窍醒神药、重镇安神药，标本兼治。

现代应用：用于热性病引起的神志昏迷。

至宝丹《宋·太平惠民和剂局方》

组成：生乌犀屑（研，用代用品）、朱砂（研飞）、雄黄（研飞）、生玳瑁屑（研）、琥珀（研）各一两，麝香（研）、龙脑（研）各一分，金箔（半入药，半为衣）、银箔（研）各五十片，牛黄（研）半两，安息香一两半。

功用：清热开窍，化浊解毒。

主治：痰热内闭心包证。神昏谵语，身热烦躁，痰盛气粗，舌红，苔黄垢腻，脉滑数，以及中风、中暑、小儿惊厥属于痰热内闭者。

方解：生乌犀屑、朱砂、雄黄、生玳瑁屑、琥珀、牛黄清热解毒；麝香、安息香、龙脑芳香走窜、开窍醒神；金箔、银箔重镇安神。

“温病三宝”的区别及其使用：安宫牛黄丸、紫雪、至宝丹合称“温病三宝”，是凉开方剂中的常用代表方剂，均用于热闭证。安宫牛黄丸长于清热解毒豁痰，适用于热陷心包、神昏谵语之证；至宝丹长于芳香开窍，化浊辟秽，主治一切热闭神昏之证；紫雪的解毒之功不及安宫牛黄丸，开窍之效逊于至宝丹，但优于息风止痉，故对热陷心包及热盛动风，症见神昏而有痉厥者，较为合适。

配伍思路：共用清热解毒药、芳香走窜药、开窍醒神药、重镇安神药，标本兼治。

现代应用：用于热性病引起的神志昏迷。

第二节　温开剂

苏合香丸

组成：白术、光明砂（研）、麝香、诃黎勒（诃子）、香附子（中白）、沉香（重者）、青木香、丁子香、安息香、白檀香、荜茇（上者）、犀角（水牛角代）各一两，薰陆香、苏合香、龙脑香各半两。

功用：芳香开窍，行气温中。

主治：寒闭证。突然昏倒，牙关紧闭，不省人事，苔白，脉迟；或心腹卒痛，甚则昏厥。亦治中风、中气及感受时行瘴疠之气，属于寒闭证者。

方解：方中白术补气健脾、燥湿化浊，诃子收涩敛气，二者和诸香药配伍，可以补气收敛，防止辛香太过，耗散正气。

苏合香丸是温开方剂中的常用代表方剂，治疗寒闭证，优于开窍辟秽，并长于行气温中止痛，故对气滞寒凝所致的心腹疼痛有较好的疗效。

配伍思路：重用温性芳香开窍药和行气止痛药，配伍少量清热解毒药，意在温开。

现代应用：用于寒闭证及气滞寒凝性心腹疼痛。常见病如感染性休克、流行性乙型脑炎、肝昏迷、冠心病、心绞痛、心肌梗死等属于寒闭证或寒凝气滞证。

附方：

冠心苏合丸：苏合香、冰片、乳香（制）、檀香、土木香、蜂蜜。功用：芳香开窍，行气活血，宽胸止痛。主治：心绞痛或胸闷憋气，属于痰浊气滞血瘀者。

第十四章　治燥剂

凡以清宣辛散或甘凉滋润的药物为主组成，具有清宣外燥或滋阴润燥的作用，以治疗燥证的方剂，统称为治燥剂。外燥证邪自外来，治宜清宣外燥；内燥证邪自内生，治宜滋阴润燥。病位在上（肺）则干咳、少痰、咽燥、咯血；病位在中（胃）则肌肉消瘦、干呕食少；病位在下（肾）则消渴、津枯便秘。燥邪最易化热，伤津耗气，治之宜加清热泻火或生津益气之品。

第一节　清宣化燥剂

杏苏散

组成：苏叶 9g，杏仁 9g，半夏 9g，茯苓 9g，橘红 6g，前胡 9g，苦桔梗 6g，枳壳 6g，甘草 3g，生姜 3 片，大枣 3 枚。

功用：清宣凉燥，理肺化痰。

主治：外感凉燥证、秋日之表寒证。头微痛，恶寒无汗，咳嗽痰稀，鼻塞咽干，苔白，脉弦。

方解：苏叶辛温不燥，解肌发表，开宣肺气，使凉燥从表而解；杏仁味辛、苦，性温，辛温之性用治凉燥之性，苦降之性用于降气化痰；桔梗、枳壳一升一降，宣利肺气；前胡降气止咳平喘；半夏、橘红、茯苓、甘草（二陈汤之义）标本兼顾，其中半夏、橘红针对已成之痰，茯苓、甘草针对未成之痰；生姜、大枣调营卫。

配伍思路：宣肺解表祛燥。

现代应用：秋季感冒。

桑杏汤

组成：霜桑叶3g，杏仁5g，沙参6g，象贝3g，香豉3g，栀子皮3g，梨皮3g。

功用：清宣温燥。

主治：外感温燥证之轻证。头痛，身热不甚，口渴，咽干，鼻燥，干咳无痰，或痰少而黏，舌红，苔薄白而干，脉浮数而右脉大。

方解：霜桑叶辛凉疏导外邪，且有润肺之功；豆豉辛温而较平，可以加强桑叶疏导外邪的作用；杏仁宣利肺气，润燥止咳；贝母清热化痰；栀子皮清胸膈之热；梨皮、沙参既能养肺阴，又能清肺热。全方清热、润肺，兼清表邪，治疗温燥外袭、肺津受灼所致的轻证。

配伍思路：清宣以祛燥。

现代应用：病毒性感冒。

清燥救肺汤

组成：桑叶9g，石膏8g，甘草3g，人参2g，胡麻仁3g，阿胶 3g，麦冬 4g，杏仁 2g，枇杷叶 3g。

功用：清燥润肺。

主治：温燥伤肺证之重证。头痛身热，干咳无痰，气逆而喘，咽喉干燥，口渴鼻燥，胸膈满闷，舌干少苔，脉虚大而数。

方解：桑叶清宣外燥；石膏、麦冬清热养阴，一者清肺经之热，一者润肺金之燥；杏仁、枇杷叶降气止咳。人参、甘草益气和中，使土旺金生，肺气自旺，麻仁、阿胶滋阴养液，四药扶正。

配伍思路：益气养阴以扶正，清热宣肺以祛燥。

现代应用：病毒性感冒。

第二节　滋阴润燥剂

麦门冬汤

组成：麦冬 70g，人参 6g，甘草 6g，粳米 5g，大枣 4 枚，半夏 10g。

功用：润肺宣胃，降逆下气。

主治：肺痿。咳唾涎沫，短气喘促，咽喉干燥，舌干红，少苔，脉虚数。

方解：肺痿是由于肺胃阴虚，痰涎不化所致。其病在肺，其源在胃，以土为金母，胃主津液，故治以“培土生金”。麦冬甘寒养阴；人参、甘草、粳米、大枣补肺胃之气，养肺胃之阴。苦辛温燥的半夏被 7 倍之麦冬“去性存用”，可降逆、化痰涎，且麦冬得半夏则滋而不腻。

配伍思路：益气养阴、祛痰为主。

现代应用：肺间质纤维化。

养阴清肺汤

组成：生地黄12g，麦冬9g，玄参9g，贝母5g，牡丹皮3g，薄荷3g，生甘草3g，白芍5g。

功用：养阴清肺，解毒利咽。

主治：白喉（应与乳蛾鉴别，易合并心肌炎）。喉间起白如腐，不易拭去，咽喉肿痛，初起发热或不发热，鼻干唇燥，或咳或不咳，呼吸有声，似喘非喘，脉数无力或细数。

方解：生地黄、麦冬、玄参滋阴增液；白芍、牡丹皮养血、清热，归肝经，滋养肝阴以养肺阴；贝母清热化痰；薄荷疏散风热，防外燥；生甘草清热解毒。

配伍思路：滋阴清肺、利咽解毒以祛邪。

现代应用：白喉或乳蛾。

玉液汤

组成：生山药30g，生黄芪15g，五味子9g，知母18g，天花粉9g，葛根5g，鸡内金6g。

功用：益气滋阴，固肾止渴。

主治：消渴。口常干渴，饮水不解，小便数多，困倦气短，脉虚细无力。

方解：生山药滋肺胃之阴，生黄芪益气升阳，五味子滋阴止渴，葛根升阳生津，知母、天花粉清热滋阴，鸡内金健脾助运，以资生化。

配伍思路：滋阴清热以止消渴。

现代应用：2 型糖尿病、干燥综合征。

琼玉膏

组成：人参、生地黄、白茯苓、蜂蜜。

功用：滋阴润肺，益气补脾。

主治：肺痨。干咳少痰，咽燥咯血，肌肉消瘦，气短乏力，舌红少苔，脉细数。

方解：人参益气生津，生地黄清热滋阴，茯苓健脾化痰，蜂蜜润肺止渴。

配伍思路：滋阴润肺治病位，益气补脾以培土生金。

现代应用：肺结核或其他热性疾病后期。

增液汤

组成：玄参 30g，麦冬 24g，生地黄 24g。

功用：增液润燥。

主治：阳明经之温病，津亏便秘证。大便秘结，口渴，舌干红，脉细数或沉而无力。

方解：玄参、麦冬、生地黄性寒，可滋阴润燥。先服增液汤，若大便不下，则用增液承气汤。

配伍思路：“增水行舟”法之代表。

现代应用：津亏之证，如津亏便秘。

第十五章　祛痰剂

以祛痰药为主组成，具有消除痰饮的作用，治疗各种痰病的方剂，统称为祛痰剂。祛痰剂分为燥湿化痰、清热化痰、润燥化痰、温化寒痰、化痰息风五类。

第一节　燥湿化痰剂

二陈汤

组成：半夏、橘红各 15g，白茯苓 9g，炙甘草 4.5g。加生姜 7 片、乌梅 1 个，水煎温服。

功用：燥湿化痰，利气和中。

主治：湿痰咳嗽。痰多色白易咯，胸膈痞闷，恶心呕吐，肢体倦怠，或头眩心悸，舌苔白润，脉滑。

方解：本方为治湿痰之主方。半夏辛温性燥，善燥湿化痰，降逆和胃；橘红理气燥湿祛痰；痰由湿生，湿自脾来，故以茯苓健脾渗湿；甘草益气缓中，制半夏之毒。煎加生姜，因其可降逆化饮，既能制半夏之毒，又能助半夏、橘红行气消痰，和胃止呕；复用少量乌梅收敛肺气，与半夏相伍，散中有收，使祛痰而不伤正。

配伍思路：抓住主症，燥湿化痰以祛邪。

现代应用：支气管扩张或其他以咯痰为主症的慢性肺部感染性疾病。

茯苓丸

组成：茯苓 6g，半夏 9g，枳壳 3g，朴硝 3g。

功用：燥湿行气，软坚化痰。

主治：痰停中脘证。两臂疼痛，手不得上举，或左右时复转移，或两手疲软，或四肢浮肿，舌苔白腻，脉沉细或弦滑。

方解：茯苓健脾利湿化痰，半夏燥湿化痰，枳壳理气止痛，朴硝消痰散结、导痰下行。四药性温，合力祛除致病之痰。

配伍思路：燥湿化痰，导邪下出。

现代应用：痰浊流注（代谢废物积聚或慢性感染性疾病）。

温胆汤

组成：半夏、竹茹、枳实各 6g，橘皮 9g，炙甘草 3g，白茯苓 4.5g。

功用：理气化痰，清胆和胃。

主治：胆胃不和，痰热内扰证。胆怯易惊，虚烦不宁，失眠多梦，呕吐呃逆，癫痫。

方解：半夏燥湿化痰；白茯苓健脾化痰；已有痰热，予竹茹清热化痰；枳实、橘皮行气以助化痰；炙甘草缓中益气。

配伍思路：行气化痰以祛致胆怯易惊类疾病之邪。

现代应用：性格孤僻、食欲欠佳、失眠多梦者。

第二节　清热化痰剂

清气化痰丸

组成：陈皮、杏仁、枳实、茯苓、黄芩、瓜蒌仁各6g，胆南星、制半夏各9g。

功用：清热化痰，理气止咳。

主治：痰热咳嗽。痰稠色黄，咯之不爽，胸膈痞闷，甚则气急呕恶，舌质红，苔黄腻，脉滑数。

方解：治痰不远温，即要用温药，但本证是热痰，亦需寒药。①温药组：半夏燥湿化痰，茯苓健脾化痰湿，橘红理气宽中、燥湿化痰，枳实理气降逆，杏仁宣利肺气。②寒药组：胆南星清热化痰，治痰热之壅闭；黄芩苦寒，清泻肺火；瓜蒌仁甘寒，润肺化痰。全方以治肺部之痰热为目标，寒温并用，以理气、清热、化痰之法愈疾。

配伍思路：寒温并用，理气、清热、化痰。

现代应用：感染性肺部疾病。

小陷胸汤

组成：黄连6g，半夏12g，瓜蒌实20g。

功用：清热化痰，宽胸散结。

主治：痰热互结证。胸脘痞闷，按之则痛，或咳痰黄稠，舌苔黄腻，脉滑数。

方解：黄连苦寒直折以清热，半夏燥湿化痰散结，瓜蒌实宽胸理气、清热。

心下痞和结胸证的辨证要点：“实则结胸，虚则痞。”心下痞，用半夏泻心汤。大结胸证，水热互结，用大陷胸汤（大黄、芒硝、甘遂）。小结胸证，痰热互结，用小陷胸汤（半夏、黄连、瓜蒌实）。

配伍思路：辛开苦降。

现代应用：肺部感染或胃炎。

滚痰丸

组成：大黄、黄芩各15g，礞石3g，沉香2g。

功用：泻火逐痰。

主治：实热老痰证。癫狂惊悸，或怔忡昏迷，或咳喘痰稠，或胸脘痞闷，或眩晕耳鸣，或绕项结核，或口眼瞤动，或不寐，或梦寐奇怪之状，或骨节卒痛难以名状，或噎息烦闷，大便秘结，舌苔黄腻，脉滑数有力（见于形气俱实者）。

方解：大黄泻瘀热，礞石下气堕痰，沉香降气，三药祛痰热从下而去；黄芩清热解毒，清热于上。注意：必须空腹服，首剂量要相对大。

配伍思路：清热祛痰从下而去。

现代应用：精神异常、无名肿痛、麻木等辨证属实热老痰者。

第三节 润燥化痰剂

贝母瓜蒌散

组成：贝母5g，瓜蒌3g，天花粉、茯苓、橘红、桔梗各2.5g。

功用：润肺清热，理气化痰。

主治：燥痰咳嗽。咯痰不爽，涩而难出，咽喉干燥，苔白而干。

方解：贝母、瓜蒌、天花粉性寒，三药合力可清热化痰；茯苓、橘红、桔梗性温，茯苓健脾化痰湿，橘红理气通络化痰，桔梗利咽祛痰。

配伍思路：全方寒温并用，寒多温少，润肺清热，理气化痰。

现代应用：呼吸系统感染。

第四节 温化寒痰剂

苓甘五味姜辛汤

组成：茯苓12g，甘草9g，五味子5g，干姜9g，细辛5g。

功用：温肺化饮。

主治：寒饮咳嗽。咳痰量多，清稀色白，胸膈不快，舌苔白滑，脉弦滑。

方解：干姜、细辛温阳化饮；五味子滋阴润肺，防干姜、细辛发散太过，散中有收；茯苓健脾渗湿；甘草益气和中，调诸药。

配伍思路：益气温肺扶正于内，温中散寒化饮从下祛邪。

现代应用：辨证属于体内寒湿积聚的各种疾病。

第五节　化痰息风剂

半夏白术天麻汤

组成：半夏9g，天麻、茯苓、橘红各6g，白术15g，甘草3g。煎加生姜1片，大枣2枚。

功用：燥湿化痰，平肝息风。

主治：风痰上扰证。眩晕头痛，胸闷呕恶，舌苔白腻，脉弦滑。

方解：方中以半夏燥湿化痰，降逆止呕；天麻平肝息风而止头眩。两者合用，为治疗风痰眩晕的要药。白术健脾燥湿，茯苓健脾渗湿，橘红理气化痰，甘草调中和药，煎加姜、枣以调和脾胃，诸药协力则脾胃健运，痰生无源。

配伍思路：补气扶正治本，通络化痰治标。

现代应用：高血压、梅尼埃病、脑动脉硬化、颈椎病等辨证属风痰上扰者。

定痫丸

组成：明天麻、川贝母、姜半夏、云茯苓、茯神各30g，胆南星、石菖蒲、全蝎（去尾）、僵蚕、琥珀粉（灯草研）各15g，陈皮、远志（去心，甘草水泡）各21g，丹参、麦冬各60g，辰砂（水飞）9g，竹沥1杯，姜汁1杯。现代用法：共为细末，用甘草120g煮膏，加竹沥100mL与生姜汁为丸，每次9g，亦做成汤剂，比例酌减。

功用：涤痰息风。

主治：痰热痫证。忽然发作，眩仆倒地，不省高下，甚则抽搐，目斜口㖞，痰涎直流，叫喊作声。亦可治疗癫狂。

方解：天麻、全蝎、僵蚕息风止痉；川贝、姜半夏、胆南星、竹沥化痰散结，云苓、陈皮、姜汁理气健脾助运，两组药清除病作之主因——痰邪；丹参、麦冬、琥珀、远志、茯神、石菖蒲、辰砂清热活血，安神定志。

配伍思路：息风止痉药配伍清热活血、安神定志药治标，化痰散结药配伍理气健脾药治本。

现代应用：癫痫、精神病。

第十六章　固涩剂

凡以固涩药为主组成，具有收敛固涩的作用，以治疗气、血、精、津液耗散滑脱之证的方剂，称为固涩剂。属于“十剂”中的涩剂。根据所治病证的不同，分为固表止汗、敛肺止咳、涩肠固脱、涩精止遗、固崩止带五类。固涩剂是为正气内虚、耗散滑脱之证而设，故凡外邪未去，误用固涩，则有“闭门留寇”之弊，转生他变，运用时应根据证的不同而随证加减。对于实邪所致的热病多汗，火扰遗泄，热痢初起，食滞泄泻，实热崩带等证，均非本类方所宜。

第一节　固表止汗剂

牡蛎散

组成：黄芪30g，麻黄根9g，煅牡蛎30g。小麦百余粒同煎。

功用：益气固表，敛阴止汗。

主治：自汗、盗汗。常自汗出，夜卧更甚，心悸惊惕，短气烦倦，舌淡红，脉细弱。

方解：生黄芪味甘微温，益气实卫，固表止汗；麻黄根甘平，功专止汗；煅牡蛎咸涩微寒，敛阴潜阳，固涩止汗。三药直指主症。小麦甘凉，专入心经，养心气，退虚热。四药合力止汗，并祛致汗之源——阳动、虚热。

配伍思路：益气药配伍固表敛汗药，标本兼顾。

现代应用：气虚自汗、盗汗；易感冒体质。

第二节　敛肺止咳剂

九仙散

组成：人参、阿胶、五味子、乌梅、款冬花、桑白皮、桔梗各10g，贝母5g，罂粟壳15g。

功用：敛肺止咳，益气养阴。

主治：久咳肺虚证。久咳不已，咳甚则气喘自汗，痰少而黏，脉虚数。

方解：久咳伤肺，肺气必虚，以致咳嗽不已，甚则气喘；肺主气属卫，肺气虚损，则卫外不固，而致自汗；久咳伤肺阴，虚热内生，敛液成痰，故痰少而黏，脉虚而数。人参补益肺气，阿胶滋养肺阴，五味子、乌梅酸涩滋阴、收敛肺气，四药共补肺之气阴以扶正；款冬花、桑白皮降气化痰、止咳平喘，贝母清热止咳化痰，三药合力祛邪；重用酸涩之罂粟壳，敛肺止咳，直指主症。注意：中病即止，不可久服。

配伍思路：补气血扶正，宣肺化痰祛邪，二者治本；再配伍强效止咳药治标。

现代应用：体虚咳嗽。

第三节　涩肠固脱剂

真人养脏汤

组成：人参 9g，当归 6g，白术 9g，肉豆蔻 6g，肉桂 3g，炙甘草 6g，白芍 15g，木香 4.5g，煨诃子 12g，罂粟壳 15g。

功用：涩肠止泻，温中补虚。

主治：久泻久痢。泻痢无度，滑脱不禁，甚至脱肛坠下，脐腹疼痛，不思饮食，舌淡苔白，脉迟细。

方解：重用罂粟壳涩肠止泻，辅以肉豆蔻、诃子（生用生肺津、止咳化痰，煨用涩肠止泻）暖脾温中，增强涩肠止泻之功，三药重在治标。人参、白术、炙甘草益气健脾；当归、白芍养血和血，柔肝止痛；肉桂温补脾肾，消散阴寒，助脾运化；木香理气醒脾，使诸药补涩而不壅滞气机。七药合力，健脾助运而治本。

配伍思路：益气血扶正，涩肠止泻治标，标本兼治。

现代应用：虚性腹泻。

四神丸

组成：肉豆蔻 6g，补骨脂 12g，五味子、吴茱萸各 6g，大枣适量。

功用：温肾暖脾，固肠止泻。

主治：肾泄（又称五更泻、鸡鸣泻，因脾肾阳虚，阳虚则内生寒，而五更正是阴气极盛、阳气萌发之际，阳气当至而不至，阴气极而下行，故为泄泻）。五更泄泻，不思饮食，食不消化，或腹痛肢冷，神疲乏力，舌淡，苔薄白，脉沉迟无力。

方解：补骨脂辛苦大温，可补命门之火以温养脾土；肉豆蔻辛温，温脾暖胃，涩肠止泻；吴茱萸温暖肝肾以散阴寒。三药共用以温肾暖脾、散寒，合五味子酸温，可固肾益气、涩精止泻；大枣补脾养胃，促胃纳。

配伍思路：标本兼治。

现代应用：五更泻。

桃花汤

组成：赤石脂25g，干姜6g，粳米25g。

功用：温中涩肠止痢。

主治：虚寒痢。下痢不止，便脓血，色暗不鲜，日久不愈，腹痛喜温喜按，舌淡苔白，脉迟弱或微细。

方解：赤石脂温中涩肠，止泻止血；干姜温中散寒；粳米益脾胃之气。三药合力，益气（扶正）、温中（扶正）、止痢（治标）。

配伍思路：标本兼治。

现代应用：慢性腹泻。

第四节　涩精止遗剂

金锁固精丸

组成：沙苑蒺藜（沙苑子）、芡实、莲须各12g，龙骨、煅牡蛎各10g。莲子粉糊丸。

功用：补肾涩精。

主治：遗精。遗精滑泄，神疲乏力，腰痛耳鸣，舌淡苔白，脉细弱。

方解：本方所治为肾虚封藏失职、精关不固之遗精滑泄，补肾以治本，固涩止遗以治标。沙苑蒺藜甘温，补肾固精；芡实、莲须甘涩而平，益肾固精，补脾；莲子清补心脾，亦可交通心肾，使心火下降、肾水上升，以缓解肾虚诸症；龙骨甘涩平，牡蛎咸平微寒，俱能固涩止遗，兼清肾妄动之相火。

配伍思路：标本兼顾。

现代应用：遗精、早泄。

附方：

水陆二仙丹：芡实、金樱子各12g。功用：补肾涩精。主治：男子遗精白浊，小便频数；女子带下，纯属肾虚不摄者。

桑螵蛸散

组成：桑螵蛸9g，龙骨15g，远志6g，石菖蒲6g，人参9g，茯神12g，当归9g，龟甲15g。

功用：调补心肾，涩精止遗。

主治：心肾两虚证。小便频数，或尿如米泔色，或遗尿遗精，心神恍惚，健忘，舌淡苔白，脉细弱。

方解：桑螵蛸甘咸平，补肾固精止遗，直指主症；龙骨收敛固涩，且安心神；龟甲滋养肾阴，亦补心阴。桑螵蛸得龙骨则固涩之力增，龙骨配龟甲则益阴潜阳、安神之功著。人参大补元气，茯神宁心安神。石菖蒲开心窍，远志安神定志、通肾窍，可使肾气上达于心，石菖蒲、远志二药相配则使心肾相交。又以当归补血，合人参以达气血双补之效。

配伍思路：标本兼顾。

现代应用：失眠、健忘、遗精。

缩泉丸

组成：乌药6g，益智仁9g。酒煎山药末为糊，作丸。

功用：温肾祛寒，缩尿止遗。

主治：膀胱虚寒证。小便频数，或遗尿不止，舌淡，脉沉弱。

方解：益智仁辛温，温补脾肾，固精气，缩小便，标本兼治；辅辛温之乌药，调气散寒，除膀胱肾间之冷气，止小便频数；以山药糊丸，取其健脾补肾，固涩精气。益智仁、山药偏于扶正，乌药偏于祛邪、散寒。

配伍思路：标本兼顾。

现代应用：遗精、怕冷。

第五节　固崩止带剂

固冲汤

组成：白术30g，生黄芪18g，煅龙骨24g，煅牡蛎24g，山茱萸24g，白芍12g，海螵蛸12g，茜草9g，棕榈炭6g，五倍子1.5g。

功用：益气健脾，固冲摄血。

主治：脾气虚弱，冲脉不固证。血崩或月经过多，色淡质稀，心悸气短，腰膝酸软，舌淡，脉微弱。

方解：重用白术、黄芪补气健脾，脾气旺则血运统摄有权；肝司血海，肾主冲任，故以山茱萸、白芍补益肝肾，养血敛阴。四药补气养血，重在扶正、治本。予煅龙骨、煅牡蛎、棕榈炭、五倍子收涩止血，重在治疗血崩或月经过多之标；于固涩药中又配海螵蛸、茜草以化瘀止血，使血止而无留瘀之弊。

配伍思路：标本兼顾。

现代应用：用于治疗非感染性月经量过多、功能性子宫出血、产后出血过多等属脾气虚弱、冲任不固者。

完带汤

组成：白术20g，山药30g，人参6g，白芍15g，车前子9g，苍术9g，甘草3g，陈皮2g，芥穗2g，柴胡2g。

功用：补脾疏肝，化湿止带。

主治：脾虚肝郁，湿浊带下。带下色白，清稀如涕，肢体倦怠，舌淡苔白，脉缓或濡弱。

方解：本方所治之白带为肝脾不和，带脉失约，湿浊下注所致。重用白术、山药补脾祛湿，使脾气健运、湿浊得消，且山药能补肾以固带脉，使带脉约束有权，带下可止。人参补中益气，白芍补血养阴，兼柔肝理脾，重在加强扶正；苍术燥湿健脾，增强祛湿之效；车前子利湿清热，令湿浊从小便而出。配以陈皮理气，既可补而不滞，又可行气以化湿。柴胡、芥穗辛散，配白术升发脾胃清阳，配白芍则疏肝解郁。甘草调药和中。

配伍思路：标本兼顾。

现代应用：白带。

固经丸

组成：黄柏6g，黄芩15g，椿根皮12g，白芍15g，龟板15g，香附6g。

功用：滋阴清热，固经止血。

主治：崩漏。经水过期不止，或下血量过多，血色深红或紫黑稠黏，手足心热，腰膝酸软，舌红，脉弦数。

方解：黄柏、黄芩清湿热，椿根皮清热燥湿、止带、止血，三药重在祛邪；白芍、龟板滋阴，少佐香附温经行气，防滋阴之腻，三药重在扶正。

配伍思路：祛邪扶正，标本兼顾。

现代应用：月经量过多。

易黄汤

组成：山药 30g，芡实 30g，黄柏 6g，车前子 3g，白果 12g。

功用：补肾清热，祛湿止带。

主治：湿热带下。带下色黄，其气腥秽，舌红，苔黄腻。

方解：重用山药、芡实健脾扶正；黄柏清下焦湿热；车前子清热利湿，导湿热从下而去；白果止带，且辅山药、芡实扶正，防车前子下利太过。

配伍思路：扶正祛邪，标本兼顾。

现代应用：黄带、感染性排卵期出血及其他感染性妇科疾病。

第十七章 消食剂

凡以消食药为主组成，具有消食健脾、除痞化积等作用，治疗食积停滞的方剂，统称为消食剂。属于“八法”中的消法。消食剂分为消食化滞、健脾消食两类。

第一节 消食化滞剂

保和丸

组成：山楂 18g，神曲 6g，半夏、茯苓各 9g，陈皮、连翘、莱菔子各 6g。

功用：消食和胃。

主治：食积。脘腹痞满胀痛，嗳腐吞酸，恶食呕吐，或大便泄泻，舌苔厚腻，脉滑。

方解：本方所治之证是由于暴饮暴食，损伤脾胃所致。山楂消肉积，神曲消化酒食陈腐之积，莱菔子下气消食、消谷面之积；半夏化痰散结，茯苓渗湿健脾，二药合用可化有形、无形之痰；陈皮行气化滞、助脾胃之运，连翘清透食积所化之热。

配伍思路：消散食积。

现代应用：食积。

枳实导滞丸

组成：大黄、枳实、神曲各9g，茯苓、黄芩、黄连、白术各3g，泽泻6g。

功用：消食导滞，清热祛湿。

主治：湿热食积。脘腹胀痛，下痢泄泻，或大便秘结，小便短赤，舌苔黄腻，脉沉有力。

方解：大黄、枳实、神曲泻下攻积，消食导滞；黄芩、黄连清热燥湿而止痢；茯苓、泽泻利水渗湿而止泻；配以少量白术健脾。

配伍思路：通因通用。

现代应用：食积郁热。

木香槟榔丸

组成：木香、槟榔、青皮、陈皮、莪术、黄连各3g，黄柏、大黄各5g，香附、牵牛各10g。

功用：行气导滞，攻积泻热。

主治：痢疾、食积。赤白痢疾，里急后重，或食积内停，脘腹胀满，大便秘结，舌苔黄腻，脉沉实。

方解：木香、香附、青皮、陈皮行气止痛、调畅气机，莪术活血、疏肝解郁，五药共用以调气血；槟榔下气降浊，大黄、牵牛攻积导滞、泻热通便，黄连、黄柏清热燥湿，五药共用以祛邪。

配伍思路：本方是“行血则便脓自愈，调气则后重自除”法的代表。

现代应用：痢疾。

第二节　健脾消食剂

健脾丸

组成：人参 9g，白术 15g，甘草 6g，白茯苓 10g，神曲、陈皮、砂仁、麦芽、山楂、山药、肉豆蔻、木香、黄连各 6g。

功用：健脾和胃，消食止泻。

主治：脾虚停食证。食少难消，脘腹痞闷，大便溏薄，苔腻微黄，脉象虚弱。

方解：人参、白术、茯苓、甘草为四君子之方义，用以健脾；山药、肉豆蔻健脾止泻；山楂、神曲、麦芽消导食积；木香、砂仁、陈皮理气和胃；黄连清热燥湿以解湿热。

配伍思路：健脾、消导、理气，佐以清热燥湿。

现代应用：用于食欲下降、大便不调等症状的慢性胃肠炎类疾病，辨证属脾胃气虚或痰浊、寒湿阻滞中焦者。

第十八章　驱虫剂

凡以驱虫药为主组成，具有驱虫或杀虫等作用，用于治疗人体寄生虫病的方剂，统称为驱虫剂。注意掌握剂量，有些驱虫药有毒性，易伤正气；空腹服药，忌油腻，首剂足量。

乌梅丸

组成：乌梅30g，细辛3g，干姜9g，附子6g，蜀椒5g，桂枝6g，黄连6g，黄柏6g，当归6g，人参6g。

功用：温脏安蛔。

主治：蛔厥证。腹痛时作，心烦呕吐，时发时止，常自吐蛔，手足厥冷。亦治久痢久泻。

方解：“蛔得酸则静，得辛则伏，得苦则下。”乌梅酸涩安蛔；附子、干姜、桂枝、蜀椒、细辛大辛大温，使虫麻痹，并温肾暖脾助运；黄连、黄柏清热燥湿，以祛因虫所生之湿热，并痹虫而下。酸、辛、苦同用则虫痹而下。人参、当归益气补血扶正，补虫耗之虚。临床应用时，可加槟榔、使君子、榧子、苦楝根等药。

配伍思路：寒热并投；补泻同施，祛邪兼顾扶正；酸、苦、辛三味同用，使虫痹而下。

现代应用：胆道蛔虫症、慢性菌痢、慢性胃肠炎、结肠炎等证属寒热错杂、气血虚弱者。

肥儿丸

组成：六神曲（炒）100g，麦芽（炒）50g，肉豆蔻（煨）50g，木香20g，胡黄连100g，槟榔50g，使君子仁100g。以上七味，粉碎成细粉，过筛，混匀。每100g粉末加炼蜜100～130g，制成大蜜丸，即得。

功用：健脾消食，清热驱虫。

主治：小儿疳积。消化不良，面黄体瘦，肚腹胀满，发热口臭，大便溏薄，虫积腹痛。

方解：方中神曲、麦芽消食导滞，健脾益胃；木香辛苦而温，为三焦气分之药，理气健脾；肉豆蔻性温，暖胃理脾；槟榔、使君子仁杀虫消积；食积、虫积日久多郁而化热，以胡黄连清虚热消疳。上药均有祛湿之功，炼蜜为丸，以其润防脾胃被药物燥性所伤。

配伍思路：行气健脾胃，杀虫消积，佐以清热。

现代应用：肠道虫证。

参考文献

[1] 胡浩，吴依寒 . 关于《方剂学》教材若干问题的讨论［J］. 中医杂志，2006，47（6）：466–467.

[2] 张养生，杨轶 . 方剂组成原则在方剂配伍中的非原则现象探析［J］. 上海中医药杂志，2006，40（6）：5–6.

[3] 梁启军 . 从中药维度探讨中药复方配伍原则［J］. 山东中医药大学学报，2009，33（5）：364–366.

[4] 顿宝生，许爱英 . 中医方剂配伍规律的探析［J］. 陕西中医学院学报，2000，23（6）：3–4.

[5] 于友华，王永炎，赵宜军，等 . 方剂配伍规律的研究［J］. 中国中药杂志，2001，26（4）：219–222.

[6] 王阶，郭丽丽，王永炎 . 中药方剂有效成（组）分配伍研究［J］. 中国中药杂志，2006，31（1）：5–8.

[7] 陈必武 . 浅谈方剂配伍的几种方法［J］. 山西中医，2007，23（2）：78.

[8] 梁启军 . 中医病因学和诊断学的三维实质［J］. 长春中医药大学学报，2008，24（1）：3–5.

[9] 梁启军 . 六经的解剖基础［J］. 甘肃中医，2009，22（3）：1–3.

[10] 梁启军，李存霞 . 中医药思维方法的现实与升华——三维宏观态势思维［J］. 甘肃中医，2010，23（10）：18–20.

[11] 梁启军.以小柴胡汤为例探讨复方配伍规律[J].中医杂志，2013，54(5)：447-448.

[12] 陈学习，郑燕慧，施荣枫.方剂配伍规律现代研究思考与展望[J].中国当代医药，2010，17(7)：6-8.

[13] 年莉，李慧平，王亚萍，等.对方剂配伍规律研究的几点认识[J].天津中医药大学学报，2013，32(3)：129-131.

[14] 乔逸，文爱东，杨志福，等.方剂药效物质基础研究新方法："药效差示血清色谱法"[J].第四军医大学学报，2008，29(8)：673-675.

[15] 张镖.中药复方研究现状与思路探析[J].天津中医药大学学报，2007，26(2)：104-106.

[16] 何泽民.中药原创配伍组方规律的探讨[J].中医杂志，2006，47(9)：648-650.

[17] 罗国安，梁琼麟，刘清飞，等.整合化学物质组学的整体系统生物学——中药复方配伍和作用机理研究的整体方法论[J].世界科学技术-中医药现代化，2007，9(1)：10-16.

[18] 邓中甲.方剂学[M].北京：中国中医药出版社，2003.

[19] 顾武军.伤寒论[M].北京：中国医药科技出版社，1998.

[20] 曹颖甫.金匮发微[M].北京：中国医药科技出版社，2014.

策划编辑 农　艳
责任编辑 农　艳
文字编辑 王晓曼
封面设计 潘　情

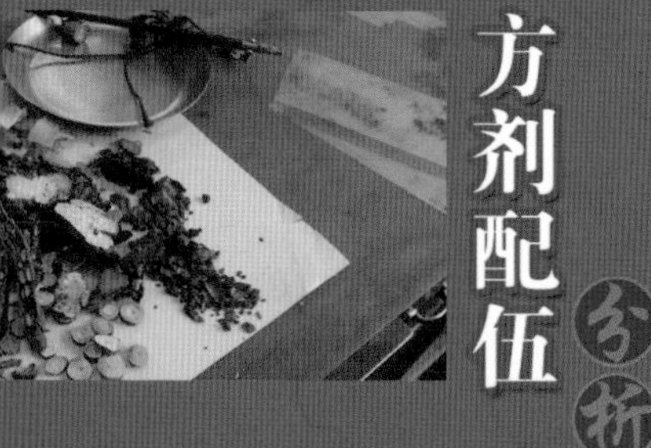

方剂配伍分析

读中医药书，走健康之路

扫一扫 关注中国中医药出版社系列微信

服务号
（zgzyycbs）

中医出版
（zhongyichuban）

养生正道
（yszhengdao）

悦读中医
（ydzhongyi）

上架建议：中医临床／方剂

ISBN 978-7-5132-2687-5

定价：29.00元